Making Sense Together:
The Intersubjective To Psychotherapy

主体间性心理治疗
——当代精神分析的新成就

〔美〕Peter Buirski & Pamela Haglund◎著

尹肖雯◎译

中国轻工业出版社

图书在版编目（CIP）数据

主体间性心理治疗：当代精神分析的新成就／
（美）博斯克（Buirski, P.）等著；尹肖雯译. —北京：中
国轻工业出版社，2014.1（2024.5重印）
  ISBN 978-7-5019-9463-2

Ⅰ. ①主… Ⅱ. ①博… ②尹… Ⅲ. ①精神疗
法－教材 Ⅳ. ①R749.055

中国版本图书馆CIP数据核字（2013）第222257号

责任编辑：刘 雅   责任终审：杜文勇
策划编辑：阎 兰   责任校对：刘志颖   责任监印：吴维斌

出版发行：中国轻工业出版社（北京鲁谷东街5号，邮编：100040）
印　　刷：三河市鑫金马印装有限公司
经　　销：各地新华书店
版　　次：2024年5月第1版第7次印刷
开　　本：710×1000 1/16 印张：14.25
字　　数：140千字
书　　号：ISBN 978-7-5019-9463-2　 定价：35.00元
读者热线：010-65181109
发行电话：010-85119832　 010-85119912
网　　址：http://www.chlip.com.cn http://www.wqedu.com
电子信箱：1012305542@qq.com
版权所有　侵权必究
如发现图书残缺请拨打读者热线联系调换
240407Y2C107ZYW

推荐序

　　主体间性心理疗法，是精神分析取向疗法学派发展的当代潮流之一。它来自精神分析新一代理论家及其实践者大约在 1980 年之后开始的创造性贡献。罗伯特·史托罗楼是主体间性心理疗法的创始人，除了史托罗楼，奥格登、霍夫曼、米切尔、波士顿小组等也加入了这一精神分析和心理咨询的发展行列。主体间性心理疗法有时也被作为现代自体心理学的一个部分，但又被视为相对独立。

　　主体间性（Intersubjectivity），另一种译法是"主体交互性"，这是从这个词的另一个面向来说明其含义。主体间性这一词汇与胡塞尔所发展的现象学息息相关。胡塞尔阐述，人类通过与他人、世界的交互过程来感受确认自己的主体和世界。人类主体感的形成，并不是一个绝对孤立、孤独的行为，而是一系列主体与主体之间交互作用下所产生的体验性结果，这一系列过程此起彼伏地延续着人类的自体感（self）和生命感。其实这一哲学原则在任何心理咨询与心理治疗的过程中都会展现无遗，任何心理咨询的过程都是两个主体交互作用的过程。

　　主体间性心理疗法与史托罗楼是密不可分的，在《主体间性心理治疗》大部分章节中都可以看到史托罗楼的贡献与影响。作为创始人的史托罗楼 1971 年接触了科胡特的精神分析自体心理学著作后就产生了兴趣，并且与科胡特进行交流学习。科胡特夸奖他在不是自己亲手教学的心理学家中是最理解自体心理学的一位。在接触自体心理学的过程中，史托罗楼对自体客体、临床中治疗师理解的主观性等概念十分关注并又发展了自己的观点。科胡特所定义的自体客体这一概念，并非一般意义上"客体"的意涵，而是一种融合主客体情感的情感经验，这指向心理治疗过程的交互性。所以这相应于史托罗楼对临床的思考。史托罗楼在主体间性的人际交互研究中，认真分析了弗洛伊德、荣格、兰克的心理治疗文献，发现每一位治疗师的案例都是带有该治疗师和来访者共同风格的，并且每种风格又是独特的。这启示了治疗并不是单向的，而永远是双向交互作用的过程。所以，自体客体这一概念被作为十分重要的临床背景而存在，在现代自体心理学和主体间性心理疗法中是被共同分享的，而且主体间性心理疗法对自体客体的广度和作用有了不少有深度的补充性意见。史托罗楼提出心理治疗真正应该关注的是来访者的精神现实及其心理的建构组织，而不是治疗师理论框架所设定的条条框框，不然只会曲解或覆盖了来访者真正要表达的体验和内容。所以在主体间性心理治疗中，心理咨询和心理治疗从一个人的心理学变成了两个人互动的心理学。

同时，史托罗楼也十分关注罗杰斯的人本主义疗法与自体心理学的相关性，即共情性反应与镜映之间的关系。史托罗楼意识到这其中有共情的作用将两者连接在一起，对于人类自体的发展具有相似的疗愈效果。所以在史托罗楼之后推动的主体间性心理疗法的发展中，与罗杰斯的以人为中心疗法一直有着一种精神内涵上的连接性。而在另一个方面，主体间性心理疗法对情感体验的关注，又呼应了简德林发展的聚焦取向疗法，在交互关系以及主体的体验性上两者其实存在一定的共享性，史托罗楼也多次在著作中引用聚焦的文献。我曾在美国加州的全球聚焦大会上，遇见史托罗楼的学生与聚焦取向治疗师交流。同时主体间性心理疗法也十分强调来访者的问题是来访者寻求自身修复的行为的表现，这个观点和人本主义心理学也是十分相同的。溯源来看，其实主体间性心理疗法、以人为中心疗法、聚焦取向疗法等都是扎根于现象学的心理疗法，所以发展出相似的观点，就十分可以理解了。

主体间性心理疗法早期并没有发展心理学作为支撑，这在早期对它的发展有一定的影响。但不久之后，著名的儿童心理学家 Stern、Bretherton 等关于母婴互动的主体间性研究获得了很大的发展，母婴互动的实证研究被广泛接受，这为主体间性心理疗法提供了十分坚实的实证基础。因为在中长程的心理咨询、心理治疗、精神分析中，咨访关系与母婴关系具有十分紧密的关联性，这也协助当代心理治疗师能够更好、更灵活地去理解和应对临床过程的多样性和复杂性，并且能够经常反思自身位置和言行对来访者的影响是什么，而不单单停留在过去临床工作中只关注来访者的单向性和简单化的状态中。Stern 对母婴关系、咨访关系中的覆盖、错位行为以及情感协调多有创建，这在主体间性心理疗法中被作为一个十分关键的基础。在主体间性心理疗法的发展过程中，从 1994 年开始集结了美国精神分析界、精神医学界、儿童心理学家、神经认知等杰出专家的波士顿小组，在史托罗楼等学者的理论及临床技术基础上，又仔细拓展研讨了咨访关系与母婴关系间的关联，并对临床的"关键时刻"等进行了一系列细致的研究；目前已经有作为当代心理治疗及精神分析最前沿的成果出版，包括《母婴互动及成人心理治疗中的主体间形式》（*Forms of Intersubjectivity in Infant Research and Adult Treatment*，2004）、《心理治疗中的改变——一个整合的范式》（*Change in Psychotherapy: A Unifying Paradigm*，2014），在西方临床心理学界引起了不小的关注。

在开始接触主体间性心理疗法时，往往会有一种浅显明了但无处着力的感觉，其实这是和主体间性心理疗法要求重视互动的当下时刻和逼真性有关的。主体间性心理疗法更多是训练一种对当下体验过程的敏感、对来访者感受多样性的理解、对治疗师与来访者互动中彼此情感协调性的觉察。主体间性疗法试图超越各种疗法的门派局限而着重当下的经验互动过程，并从中发展出转化性的新生，这因此是一个"内家功夫"的疗法，而不是强调框架和纯技术的"外家功夫"。所以如果产生这样的无处着力的感受，不需要灰心，这是我们自己惯有的某些框架性的心理组织原则在影响我们，我们可以给自己一些空间来沉淀和消化这些内容，因为正如《主体间性心理治疗》所提示的，移情是来访者将治疗师纳入到自己的经验组织原则中去。其实我们阅读一本和原来学习的观点很不同的作品时，我们也会将这本书的内容试图纳入到自己原来的经验组织原则中去，这有时会造成一定的困扰和困惑，但如果我们这时候能够给予自己一定空间来容纳和消化这些差异，那我们经验的组织原则就可能很好地吸收这些内容到自己未来的人格和工作中去，而精神分析和精神分析取向心理治疗中最关键的就是治疗师本身所具有的人格。当然同时接受主体间性心理疗法学派的理论及技术的系统训练，以及接受相关资深老师的督导也是相当重要的。

　　《主体间性心理治疗》的作者 Peter Buirski 和 Pamela Haglund 直承由史托罗楼等发展而来的主体间性心理疗法学派，本身也是十分优秀且经验丰富的心理治疗师。《主体间性心理治疗》其实是一本主体间性心理疗法的教材，它概念清晰、条理分明，同时结合案例很充分地展现了主体间性心理疗法的内涵、技术和过程。对主体间性心理疗法有了解的学习者，对当代精神分析前沿有学习的爱好者，对目前遭遇个案困难希望解疑减压的临床工作者来说，《主体间性心理治疗》都是一本能够满足需求的作品。虽然主体间性心理疗法内部，还存在各种多样性的观点，需要更多的学习和阅读才能了解全部，但就主体间性心理治疗的基本教学，《主体间性心理治疗》是十分值得推荐阅读的。

徐钧

2012 年 8 月 14 日

于上海南嘉心理咨询中心

序　言

　　回顾精神分析或者心理治疗的发展史，最重要以及颇具里程碑意义的是心理学从哲学的束缚中不断地解放出来的过程。早期弗洛伊德的精神分析理论中到处可见笛卡尔有关"孤立心灵"的观点，这个观点将人的主观世界划分为内在和外在两个部分，"我思故我在"——"我思"必然依附于一个实体，即"心灵实体"。笛卡尔的哲学观之"孤立心灵"理论，到目前为止，仍然影响着精神分析理论的发展。

　　在过去的20年里，很多理论在不同程度上试图将精神分析理论从笛卡尔的哲学束缚中解放出来。在众多理论中，最值得关注的是科胡特的自体心理学和由我与同事共同提出的主体间系统理论。从主体间角度出发，我们深入研究包括身心状态、移情、阻抗、负面治疗反应等在内的各种临床现象，我们认为，它们并非孤立的心灵产物，而是经由来访者与治疗师互动而产生。我们也在治疗场景中探索意识与无意识的边界，即所谓的"压抑屏障"。它并不是一个固定的心理结构，而是主体间系统流动性的例证之一。

　　在弗洛伊德提到的无意识世界里——一个被封堵的，在笛卡尔所谓"孤立心灵"下面的潜在世界，其实存在一个背景性的、关乎体验世界乃至一个人全部经验的有组织的整体。根据个体的经验组织原则，我们可以试图了解它的样子；它也不再是那么雪藏于无意识世界和"不可知"的了。相对于笛卡尔所说的"心灵容器"，我们认为人类心灵其实是一个包括期望、理解模式以及意义的经验系统，尤其是那些与心理创伤相关的经验。在这样一个系统中，个体可以反复地和毫无疑虑地进行感知和了解一些事情；一个人无法理解或感知的事物常常落在一个人的经验系统之外，而这些是不需要容器的，所以心灵不能简单地用容器来表示。一个人通常可以组织个人的情感和合理的经验；也可以排除主体间场中那些可能让人感觉不舒服的、不被接纳的或者太危险的经验。

从这个角度看，精神分析理论不再是一个只知道挖掘人们潜意识层面的理论。事实上，心理咨询应该是对来访者主观世界进行探索的过程，这种探索借由咨询师与来访者的对话而产生。主体间心理咨询寻求对来访者经验组织原则的理解，而经验组织原则是个体对经验进行理解和组织的特有模式。通过咨访间对话，治疗师试图了解来访者的经验组织原则。我们要做的，就是扩大来访者的经验领域，进而打开一个更加丰富、复杂又灵活的情感世界。

事实上，我们将精神分析看作一个基于背景的心理学，并重视经验之间的相关性。经验世界以及主体间场是相互影响的；而不是像笛卡尔所说的那样，是"孤立心灵"。经验和经验形成的背景息息相关。我们强调"背景"的重要性，经此，笛卡尔的"孤立心灵"理论得以修正：内在和外部世界其实并不是明显分开的，而是紧密地交织在一起的。

精神分析下的咨询对话的本质恰似本书书名，是一个关乎陪伴、感受、理解或曰咨访双方彼此对来访者的经验进行理解的过程。Buirski 和 Haglund 对本书付出了很多，他们以通俗的语言，清晰、务实地介绍了主体间理论的基本假设和概念，这对于读者了解主体间理论是很有帮助的，也是非常有价值的。此外，书中还提供了丰富的临床案例，以帮助读者更好地理解本书提出的观点。本书或许可以帮助治疗师进一步探索主体间世界的未知之谜。

——Robert D.Stolorow

前　言

　　我们谨以本书送给对心理治疗以及主体间理论感兴趣的读者。在研习心理治疗或精神分析的过程中，我们和你们一样，当过来访者，做过学生，也当过老师。正是站在前人的肩膀上，我们才能走到今天，最终完成本书。

　　我们的理论最早起步于自我心理学，并首先从自我心理学的视角探索精神分析理论。经过多年的思考与实践，我们逐渐总结了自己的理解与发现。其实，发展一个颇具实践性的理论并非易事，它需要长期的努力和不懈的探索。在这个过程中，我们有过焦虑、有过恐惧、想过放弃，也有充满自我怀疑的时刻，最终，是坚定不移的希望、信心以及汗水播种收获的喜悦让我们坚持下来，并走到现在。成长，就是静候花开的过程。

　　经验告诉我们，成为一个合格的心理治疗师，就好似我们的成长之路，需要终身的学习与思考。在这个过程中，并没有捷径可走。正如从婴孩到成年，谁也不能逃避那个注定充满矛盾和冲突的青春期。在抚养孩子的过程中，父母也总是和孩子互相影响，彼此磨合，最终，在文化、社会以及经济等多种因素的共同作用下，这个孩子才长大成人。心理咨询师的成长之路亦是如此不易。

　　我们带着自我心理学的理论上路，经过多年的探索，找到了归属，发展了自己的理论——主体间理论；而主体间理论的实践方法却和最初指引我们上路的自我心理学有很大不同。经验指导我们：要更加重视关系的本质，尤其是咨访关系。我们越来越认同这样一个观点：能够改善来访者痛苦的经验总是伴随着一段接纳的、认同的关系，而这个关系是咨访双方在咨询过程中共同构建出来的。最后，我们发现，咨询师的"分析"往往并没有想象中那么万能。当我们回顾一段咨询，试图找到咨询中最有帮助的片段的时候，我们和治疗师互动的方方面面就浮现出来。

主体间理论提供给我们一个有用的、容易操作的方法。我们希望更多的渴望成为一名合格的心理咨询师的人能从中获益。

导　言

"主体间性"这一概念主要用来描述精神分析过程中所涉及的关系维度，Aron、Benjamin、Mitchell、Ogden、Stern 和 Stolorow 等精神分析学家的理论对此都有涉及。然而，由于不同的人所秉承的理论派别和哲学观点各有不同，他们对"主体间性"的理解和践行难免会带有其自身的理论特色，因此，对"主体间性"的理解也呈现百家争鸣之势。遗憾的是，由于时间和篇幅的限制，我们无法对此逐一进行阐述［进一步了解请参见 Teicholz 1999a，《心理分析对话》10（2），2000］。

在众多对"主体间性"的理解中，最吸引人的莫过于 Stolorow、Atwood、Brandchaft、Orange 及其同僚的观点。简单地说，他们对"主体间性"的理解基于以下两种假设：①个体的"主体性"（人对自我和世界的"经验流"）离不开动态的、不断变换的"交互主体性"；②人类因"主体性"的存在而无法洞悉事物的客观本质。本书也正是基于以上理念，深入阐述了我们对"主体间性"的理解。虽然本书撷取 Stolorow 等人对"主体间性"的解释作为理论基础，但这并不意味着我们忽略其他理论的重要性，只是 Stolorow、Atwood、Brandchaft、Orange 等人对"主体间性"详尽清晰的描述对我们来说是最好理解的。因此，读者需要以 Stolorow 等人对主体间性的观点为基础，去理解本书中所提到的"主体间性"。此外，虽然本书是从精神分析的角度去讨论"主体间性"，但我们的观点并不能全权代表精神分析学派的其他人士对"主体间性"的理解。

对我们来说，"主体间性"理论涉及精神分析的"关系"维度，开启了精神分析领域的新视角。和其他所有理论一样，"主体间性"理论自其诞生之日起，就不断与时俱进，日臻完善。在此，我们谨希望借由本书对"主体间性"理论的发展、演变及传播奉献自己的绵薄之力。

本书重点阐述了"主体间性"这一观点对心理治疗领域的影响，比如其对心理治疗过程的塑造及指导。我们尽可能做到通俗易懂，减少专业术语的使用以免造成读者理解上的困难。然而，即便再努力删减或替换，每种理论也终究离不开专业术语和概念，因此，想要更好地理解本书内容，最好是能对其中涉及的专业术语做一基本了解；除此之外，专业术语造成的阅读困扰还包括另一种情况：原本已熟识的专业术语在新的理论中被赋予了新的意义。因此，为了避免意义的混淆，我们在本书中尽量选择其他词汇代替这类术语。比如，虽然"阐释（articulation）"和"解释（interpretation）"均可用来表示咨询师的解释，我们仍然使用"阐释"代替"解释"，以免读者受到"解释"之传统意义的干扰。

下面我们将本书各章节的内容做一简述。

第一章：主体性和主体间性。本章系统介绍了"主体间性"的相关理论、术语及基本概念，并从实践角度展开讨论，为后面各章节的内容奠定了基础。

第二章：主体间感受性。本章介绍了与心理异常的形成和治疗有关的基本假设，以及用于心理治疗情境的理论体系。

第三章：洞悉来访者的内心：情感协调以及共情－内省式倾听。本章讨论了与人格形成、人格异常有关的主要情感类型，以及治疗师倾听的真正意义；并将倾听与普通意义上的情感反应进行区别。

第四章：“关系”的重要性。本章在“主体间性”理论的视角下，强调咨访关系的重要性，并强调了现代理论对传统移情观点的修正。

第五章：主体间性心理治疗的实践。本章主要介绍了主体间理论在心理治疗过程中的应用，此外，本章还为初级治疗师以及初涉主体间领域的治疗师提供了实践指南。

第六章：主体性经验的阐释。本章主要就来访者主体经验的阐释展开讨论，并附带两份治疗师以主体间视角进行治疗干预的详细记录。

第七章：治疗关系的校正与调整。本章主要讨论了治疗关系的校正与调整。每一段咨访关系自确立以后，都需要根据具体情境进行调整；但有关调整及校正的方法此前并未得到重视，故本章对此进行阐述。

第八章：扩展——主体间理论与督导。本章就主体间理论在督导中的应用展开讨论。在心理治疗的过程中，督导对治疗师与来访者都十分重要，在主体间视角下，督导师不但是心理治疗的一部分，督导过程也必须立足于督导师、治疗师及来访者三者互相影响、共同组成的“交互主体场”。

第九章：主体间视角下的心理治疗。本章主要通过一个详尽的个案报告向大家介绍主体间理论在心理治疗中的应用。该个案是一名 40 岁中年男子第一年的治疗报告，由 H.C.Brunette 提供，报告中包含他对该男子的治疗实录，以及 Buirski 和 Haglund 对此案例的督导记录。此外，本章还附带本书作者对此报告的评论及注释。

综上所述，本书的完成有助于主体间理论由单纯的理论向实践的转化。当然，我们也需要从自身的“主体性”以及我们作为督导或者实践者的个人视角出发去审视日益更新的主体间理论；因此，从这个角度出发，合著本书的过程，也包含了我们的主体交互影响的过程；而这个过程反过来又影响了我们对主体性的理解和实践。当然，由于自身"主体性"的限制，我们的论著难免会有疏漏；因此，我们希望在以后的日子里，能涌现出更多有关主体间理论在心理治疗中应用的思考和实践。

目　　录

01

第一章

主体性和主体间性

　　精神分析理论以人类行为与动机为研究对象，为人类正常的心理发展和异常心理的形成提供理论解释。然而，人们对自我和周围世界的感受是因人而异、不断变化的。对这些不断变化的经验与感受来说，抽象笼统的精神分析理论仿佛有些束手无策。主体间理论的出现和发展则刚好填补了这一不足，该理论对心理学某些概念进行了修正；解释了人为什么以直接获得内心和关系体验的方式感知世界、产生行为。主体间理论包含很多有趣的概念和观点，本书不但对相关内容进行了阐述，还介绍了该理论在心理咨询与治疗中的应用。此外，本书还对"主体间性以主体性为基础"或"主体性以主体间性为基础"这一有争议性的问题进行了讨论。

　　主体间理论的基本假设是：人们对自我的感知决定了他们对世界的认知。人类对自我的感知是主观体验的一部分；我们可以把在特定场合下，一个人所能意识和感知到的全部信息以及意识之外的很多内容统称为主观感受或主观经验。人出生后就开始和外周世界产生各种各样的联系，一个人的能力、性格、孩提时期与抚养者的关系以及生活环境的好坏可以互相影响、共同作用；久而久之，人和周围世界的互动就形成了特定的"模式"。这些"模式"就是我们感知自我与世界的方式，具有一定的组织性、主观性和特异性。因此，主体间理论指导的心理咨询和治疗，就是以关系为背景探索来访者和他人互动的特有"模式"；而这些模式正是形成人们产生当下感受的基础，也是新的组织方式（经由心理咨询获得的新的经验组织方式）的原型。

　　很多不同取向的精神分析学派都很重视动机结构，因为动机是人们心理活动和行为（包括正常的与异常的）的基础。比如，弗洛伊德将性和攻击本能视作人的两大基本动机，而现代关系理论学派则将"关系的创建和维持"视作人类的基本动机。

　　和其他现代关系理论相一致，自体心理学和主体间理论认为早期精神分析的动机理论不足以解释复杂的人类心理活动。Lichtenberg 等人提出的观点对现代主体间理论产生了至关重要的影响，该理论认为（1989）：动机只能从现实经验中产生（p.2）。人类动机（如进食、性满足、依恋等五大动机系统）的终极目的就是提高、维持或重建自我统合感。"人类有意识或无意识的满足欲望或需求的方式就构成了我们的生活经验"（p.2）。

　　通常情况下，我们所说的"情感、感情"，一般是指人当下的感受和情绪；具有主观性，呈现一种"唤起"的心理状态（McWilliams，1999，p.103）。情绪是心理状态的信号，是自身需求能否得以满足的反映；情绪连同感知、信念、思维等元素综合构成我们"当下的感受"；情绪可以引导我们寻求需要的满足、保证安全感和基本生存，在经验形成过程中具有十分重要的作用，是人类主观感受的重要内容。从这个角度来看，传统精神分析理论重视本能驱力的作用；而主体间性理论则更加注重情感和感受。

　　Lichtenberg（1989）认为：人类产生的"当下的体验"与生命早期婴儿和抚养者的互动模式息息相关（p.2）。Lichtenberg 很重视情绪的作用。他认为我们当下体验到的需要以及由此产生的情绪，在某种程度上，都可以看作是"婴儿与抚养者"互动模式的重复。说得更通俗一些，人们当下的情绪体验，在生命早期与抚养者互动中早已体验过。Stolorow 和 Atwood等人也对此问题展开讨论，他们认为：自我体验到的情感，其核心（Emde 1983）来自既往的主体间经验；主体间理论虽将研究重点转向情绪与情感，但其实是在主体间范畴内重释精神分析动机理论（p.26）。

　　"情感"对人的主观经验具有组织作用，是主体间理论的重要概念；因此，本书开篇和第三章的部分内容都对主观体验中的"情感"进行了讨论。我们将在主体间背景下，对情感的产生、调节和整合进行阐述；此外，考虑到情感对主体间理论和心理治疗的重要作用，我们还要以"情感"为主线，对其他相关内容进行讨论。

精神分析理论因其特殊的咨询领域、咨询目的和咨询方式，在众多心理治疗理论中独树一帜（Stolorow，1994a）。因此，本章将从咨询领域、治疗目标、咨询方式等方面入手，介绍主体间理论，以及"情感"在这些方面中发挥的重要作用。

咨询领域

主体间理论是一个不断发展更新的理论；但万变不离其宗，其理论核心仍是"主体心理学"。传统精神分析理论最早脱胎于医学，主要研究与个体心理有关的身心交互作用；而主体间理论则重点研究不同个体的"主观经验"交互作用而产生的"主体间场"。

正是因为重视人们构建和解释个人与世界的方式，所以主体间理论十分关注主观经验。主体间理论取向的心理治疗师并不像传统精神分析师那样重视性心理发展阶段、无意识动机、人格结构冲突，以及防御和阻抗。在主体间理论视角下，患者不会无意识地隐瞒或伪装真实自我；相反，咨询师会把来访者的陈述视作一种动态的问题解决方式，用来应对发展过程中产生的情感问题。通过这种适应性的问题解决方式以及其产生的背景，我们认为主体间理论更加重视人类健康心理的维持，而不是抓住心理问题或当下体验产生的原因不放。当治疗师采用主体间的视角对来访者进行干预的时候，来访者就会更加自如地面对真实自我，接纳并信任自我的感知和体验。

在我们展开对主体间理论的讨论之前，我们要先介绍一下何为"主体性"的问题。主体性是主体间理论成立的前提，只有两个或更多特异的"主体"交互作用时，"主体间场"才会产生。主体间理论认为：人类对自我与世界的经验是精神分析的重点，也就是说，我们可以通过精神分析式的谈话了解人们对自我与他人的感受。该观点的提出是精神分析理论革新的重要基础，从这个视角出发，咨询师不会对来访者可能遇到的发展危机预先进行假设，也不会对来访者的经验给予"冠冕堂皇"的解释。对于主体间理论来说，最重要的是来访者观点和主观感受的有效性及真实性。

　　由于无意识的重复"婴儿－抚养者"的情感反应方式，人类的主体性就慢慢具备了一定的结构性和组织性，进而形成了特异的"互动模式"。这些"互动模式"来自个体生命早期体验过的情感，是人们当下主观感受形成的基础（Orange et al.，1997）；而且，个人自我统合感的保持、经验的连续感也依赖于这些互动模式。由于互动模式对于心理功能的重要性，Stolorow 和其同事（1994）认为这与人类的心理动机息息相关，正如他们所说，"保持经验和感受的连续性和统合感是人类'互动模式'形成的根本原因。"（p.35）

　　刚出生的婴儿离不开他人的悉心照料，抚养者的义务就是要保障婴儿的健康成长、安全感获得和幸福体验。婴儿和抚养者朝夕相处，特异的婴儿－抚养者互动系统也就此诞生。在该互动系统中，抚养者尽可能地以一种令双方感到舒服的方式照顾婴儿，满足婴儿的种种需要。然而，不管抚育者给予婴儿怎样的照顾，不断长大的孩子都会把这种最初的互动模式带入将来的人际互动中。人类的生活经验是随机的、无法控制的。每一个新的环境都需要适应和学习，人类的适应能力就包括将当下体验内化到"已有模式"中的能力。因此，这些互动模式，经验组织方式，就构成了人类主体性的本质；个体也因此感受到一个"完整、连续的自我（即自我统合感）"。

主体间性理论认为心理治疗师对来访者主观经验的理解会受到治疗师自身主体性的影响。因此，如果治疗师企图通过来访者的视角了解他们对世界的看法，治疗师对来访者主体性的理解必须尽可能地敏感和谨慎。从这个角度出发，治疗师必须在治疗过程中利用合适的机会，使患者和咨询师的主体性得以扩展。也就是说，在治疗过程中，如果来访者现有的经验组织方式确实存在问题，治疗师就可以利用机会帮助来访者形成新的互动模式或经验组织方式。

主体间理论和传统的精神分析理论的区别在于：主体间理论认为主观感受以及其在主体间背景下的组织，对于人格理论和心理治疗来说是至关重要的。传统的精神分析理论重点关注个体的内心世界，认为所有心理现象都可以归因于人格三个部分（本我、自我、超我）的互动或冲突。Brenner 是现代弗洛伊德学派的代表人物，他认为："个体的内心世界是由驱力、焦虑、抑郁、防御、超我交织而成的综合体。（p.252）"此后不久，他又提出一个颇具争议性的观点："对心理冲突的妥协构成人类心理现象的主体，这对我们来说具有重要的情感意义"（p.252）。这个观点和 Stolorow 及 Atwood 所提到的"孤立心灵"是一致的（p.7）。

Stolorow 和 Atwood 认为：个体的内心世界独立于躯体以及他人，因此才有"孤立心灵"一说。弗洛伊德认为：人的心灵本质上是一种"心灵构筑"，"孤立心灵"以通过这种"心灵构筑"的形式体现出来，心灵构筑可以使本能得以释放、驱力得以下降。而对自我心理学而言，"孤立心灵"则可以通过隔离以及自主的心理机制表现出来。玄学和精神分析都在研究"孤立心灵"。孤独的内心可以影响精神分析过程，传统的精神分析概念，比如中立、节制、移情、退行、自由联想等都是"孤立心灵"影响心理咨询的例子。对"孤立心灵"的全盘接受甚至成为精神分析教育和培训的基础。美国精神分析协会曾经有过这样的培训，将受训者分配给精神分析师接受分析。通过这种实践，我们可以看到"孤立心灵"的秘密——精神分析师是可以互换或者代替的，任何技术过硬的分析师都是一个"显示屏"，患者可以将其内心世界投射在上面。在早期的理论中，咨访关系的重要内容就是建立工作联盟，"关系"就成为两个"孤立心灵"产生联系的重要方法。

很多后弗洛伊德学派以不同的形式否认"孤立心灵"的存在。Winnicott 就提出这样一个观点：婴儿不是独立存在的，每个婴儿都有母亲。对此，Sullivan 也有同样的观点，一个人的人格只有通过人际互动才能彰显出来（p.32），以上都是涉及"关系"的早期理论。传统精神分析治疗只针对一个人，而现代关系理论则关注两个人，主体间理论正是将这种理论上的转变变为现实的具体方式。Stolorow 和 Atwood 对这种"多人取向"的理论进行了更深入的探讨，他们认为"主体间系统既关注个人的内在感受，又关注不同个体内在感受的相互影响"（p.18）。

对主体间理论而言，"孤立的心灵"不足以产生心理现象，只有在主体间背景中、在"关系"中，心理现象才会产生。主体间背景是指两个或更多"主体"互相影响产生的"交互场"。当两个或者多人互动的时候，比如婴儿和抚养者，来访者与治疗师，每个个体的主观感受也同时进行着互动，这样，不同主体的相互作用就形成了动态的"场"或"系统"。因此，广义上来说，主体间理论是一个动态的系统理论。

Beebe 和 Lachmann（1998）曾通过研究婴儿和母亲的互动，将系统模型中的组织二元性应用到心理治疗领域。他们认为，互动理论必须说明个体是如何受到自身以及对方行为影响的，我们姑且称之为"自我调节"和

"互动调节"。与此同时，个体的行为也会影响对方的行为以及自我的内心状态（p.482）。"自我调节"是指个体调节和控制自我内心状态的能力，比如情绪、应激等。"互动调节"是指关系双方的相互影响，这种影响对参与"关系"的双方来说程度可能有所不同（所以 Aron 认为这种调节方式是"互动的"，而非"对称的"）。最重要的一点是：婴儿和成人"自我调节"的方式会彼此影响，这些影响又反过来影响他们对自我的经验。心理学界对婴儿的研究很好地证明了这种相互影响的存在，研究者向 10 个月大的婴儿分别呈现哭或者笑的演员表演场景，然后观察这些婴儿的脑电反应。结果显示：婴儿对不同的场景有不同的反应，面对笑的场景，大脑会有积极的反应，对哭的场景则有消极的反应（Davidson & Fox，1982）。这种情感反应模式同样适用于成年人，我们在感知另一个体情感状态的同时，自己也会产生类似的状态。正如 Beebe 和 Lachmann（1998）所说，当互动的两个个体的情感状态相匹配的时候，每个个体都会在其内心"激活"一种和对方类似的生理心理状态，我们就是以这种方式和对方的"主观经验"互动的（p.490）。这种"关系"双方内在情感状态相互匹配、互相影响的能力对于心理治疗领域的共情研究具有至关重要的意义。

对个体心理治疗来说，咨询师和来访者的主体性相互作用，形成一个"系统"。由于不同的"系统"随着咨询师和来访者的不同而具有特异性，因此我们很难界定不同"系统"中所包含的具体元素；但是这些不同"系统"又包含着许多共有的元素：比如咨访双方的主观感受、文化情景因素以及双方的经验组织方式等。因此，治疗师所秉承的精神分析理论以及相应的假设与推理，构成了背景的主要部分，也对整个系统造成影响，对此我们在后面部分将进行更深入的阐述。

个体心理治疗是一个复杂的动态二元系统。这个系统存在很多变量，而且这些变量间也存在着复杂的交互作用。这些复杂的变量和变量间交互作用都会对系统产生影响，但是具体哪个变量或者哪种变量交互作用对系统造成怎样的影响，我们却很难说清楚。举个简单的例子，比如我们去打桌球，每个球的行进路径都可能因为其他球的轻微碰撞或撞击而改变，在心理治疗中也是如此。一个人的年龄、性别、种族、宗教等变量都可以影响到另一个人的主观感受。由于个体较容易受到他人的影响，我们可以想见，关系双方互动形成的主体间"场"是一个大的背景，在这个背景中，双方都不可避免地受到彼此的影响而改变自我。

我们不但要铭记主观经验之于主体间理论的重要性，还要记住，这些主观经验的组织离不开个体的成长经历和当下知觉自我的背景。一个人的"本体"是由周围环境因素以及同化这些环境要素的特定模式所共同决定的（Stolorow & Atwood，1992，p.21）。比如说，如果来访者由一个严格、苛刻、不近人情的父亲抚养长大，她的这些经历将会影响到她对自我的认知，同时也会影响到她对现实生活中"关系"的预期。此外，她和父亲相处时，生活事件、情绪情感、躯体感受和父亲有关的经历交互作用的方式以及她对这种关系的理解，将会对她现在的人际互动模式造成影响，使得现有的互动模式也具有她和父亲的互动模式的特征。

请注意，我们在上文中提到"严格、苛刻、不近人情"都是患者对自己父亲的感受，而不是她父亲的真实形象。我们之所以强调这一点，是因为主体间理论认为，我们无法通过传统精神分析的方法彻底了解另一个体的客观现实。我们不能了解父亲和女儿真实的互动模式，我们只能通过女儿对咨询师的讲述去了解她对父亲的主观感受。这并不代表主体间理论认为精神分析是忽略客观现实的（Kriegman，1998），只是表明，仅仅通过传统的精神分析方式，如共情、内省等，是无法知晓客观现实的（Stolorow，

1998）。举个例子：我们可以轻而易举地通过理化实验技术对一块法式甜点所含有的物质成分进行分析；但是如果我们想要了解他人对这块甜点的感受，却远没有这么简单。因为人的感受毕竟是主观的，我们没有合适的技术方法对感受进行分析；我们所依赖的只是对方对感受的陈述，比如说"这块蛋糕太腻了，太甜了，或者索然无味……"，而不同的人对这块蛋糕的感受却不尽相同。现在我们再回到刚才的案例上，同样是对父亲的感受，来访者、来访者的兄弟姐妹甚至是她父亲饲养的宠物，其感受都不会相同。作为治疗师的我们或许永远不会知道来访者的父亲到底是个什么样子，这和我们不能根据品尝者的叙述准确得知法式蛋糕的物质成分是一个道理。因此，从这个角度来看，通过精神分析的技术所能获得与掌握的信息，都不是客观现实；而是患者及来访者的主观感受，以及双方的主体交织形成的"主体间场"。

传统精神分析理论认为：治疗师具备相关的培训经验以及其针对来访者的"优越感"，治疗师可以做到"客观"地看待来访者的经验，而且这种"客观"看法不会受到治疗师无意识组织的影响（Orange et al.，1997）。在这一点上，主体间理论和传统精神分析大相径庭。对主体间治疗师来说，所有个体的经验都是相互关联的，进而形成互相联系的关系系统。来访者会受到治疗师的影响，治疗师无意识的经验组织方式以及其秉承的理论学派，一定会影响到他对来访者经验的感知和理解。举个例子，当来访者说法式蛋糕"太甜"的时候，所有治疗师对"太甜"的理解都会结合自身的经验，由于每个咨询师对甜度有不同的感知，因此对"太甜"的理解也不尽相同。从这个例子可以看出，每段咨访关系都具有特异性，因为参与形成"主体间场"的两个主体是互不相同的。还是拿蛋糕举例子，咨询师和来访者永远不会了解"太甜"对对方来说的真实感受，但是二者的主体仍然是围绕着"太甜"而交互作用的。由此，我们也可以得到这样一个结论：心理治疗的过程会因为咨访双方的不同而有所不同。

治疗目标

Stolorow 和其同事认为（1987）：心理治疗的目标是在咨询师的引导下，来访者的主观世界逐渐展开、表露、获得解释并且最终发生变化的过程（p.9）。为了达到这个目标，主体间学派的心理治疗师要在治疗过程中为来访者提供一个环境，在这个环境中，患者的主观经验可以逐渐展开。这个环境包括一些基本要素：咨询场所的硬件环境、咨询师的共情亦即内省式倾听以及来访者和咨询师的互动关系。除了这些要素，很多不可预知的因素也会影响心理治疗目标的达成，这些不可预知的要素大多与咨访双方的经历以及经验组织方式有关。"在咨询过程中，分析师和来访者共同营造了一个互相融合、难以分割的心理系统，二者是一体的，不能脱离彼此而存在（Orange et al., 1997，p.76）"。实际上，在治疗过程中，患者和治疗师共同创造了一个环境。在这个环境中，咨访双方逐渐展开具有"治疗作用"的访谈；也正是借由这种访谈，患者的主观感受经历慢慢展现在咨询师面前。

主体间治疗的第二个任务是对来访者主观经验的解释，即从专业角度出发，对来访者的主观经验以及来访者对主观经验的赋意给予解释。主体间理论十分重视对主观感受的解释（Atwood & Stolorow, 1984）。解释学是解释和了解文本的哲学理论，后来也用来解释和理解人的主体性。当我们企图了解人类主体性的时候，我们重点是要了解个人意义。人是意义的创造者，人们会根据他们的主观经验创造意义；而人们根据当下主观经验创造的意义也会影响到他们对日后经验的理解。因此，我们必须扩展咨询领域，因为我们不仅要了解主观经验，还要了解个体对其主观经验的赋意，以及这些意义对其日后经验的影响。

意义本身就是一个基于治疗背景产生的多元现象。治疗背景包括有关咨询师和来访者的各种因素，在这个案例中，患者和治疗师，可以分别对经验给予解释。因此，正如解释学基于哲学宗教背景一样，心理治疗领域涉及的"解释"也要基于心理治疗的背景；而且，我们的主体性也会按照之前形成的模式选择性地对背景的某些特征加以组织。在心理咨询这个逐渐渗透的过程中，意义会影响主体性，主体性又会选择性地对背景进行组织。解释是对心理咨询过程所涉及的元素进行理解的过程（比如情感、认知、关系等）。

上文中我们曾提到过的来访者觉得自己的父亲严肃、苛刻、不近人情。这对于主体间心理治疗来说，仅仅了解她对父亲的感受是不够的；我们还要了解她对这种感受的赋意，也就是说，我们要了解来访者的自我认知方式（她的自我认知方式会受到父亲的影响）。她是否会因为父亲更偏爱哥哥和家中宠物而认为自己没有吸引力或了无生趣？她会不会因为父亲对哥哥寄予更高的期望而自卑，认为自己有缺陷或者无能？她是否会因为父亲对自己的否定就丧失自我价值感？

我们继续关注这个案例。在上文中，我们提道："我们在心理治疗过程中所能获得的一切信息都是来访者的主观经验。"但是来访者的主观经验以及她对经验的解释并不是一成不变的。过去之于我们，只是我们当下对它的感受。在心理治疗过程中，随着来访者自我了解的加深、自我统合感的增强以及对他人共情能力的提高，她对过去经验的感受也会发生变化。在一个动态系统中，当其中一部分发生变化的时候，整个系统会因此暂时陷入失衡状态并且启动自我调整机制以适应新环境的要求，进而再度恢复平衡。对心理治疗来说也不例外，当患者对过去经验的感受发生变化的时候，她和别人的互动关系，不管是过去（主要是指来访者对过去某段关系的回忆）还是当下，也都随之改变。从这个角度来说，人的主观经验是可以发生改变的，人对过往经历的解释也可以发生改变。比如说，治疗刚开始时，患者认为父亲是冷漠、苛刻的；可是到了治疗快结束的时候，她可能会理解父亲的良苦用心。父亲之所以这么"冷漠、苛刻"或许和他不愉快的、贫穷的童年有关；他之所以这么"冷酷"，只是想通过自己的努力帮助孩子自立，因为只有这样，孩子才能更好地应对这个残酷的现实世界。

　　我们曾经从个体心理治疗的视角来研究咨访双方互动形成的复杂的"主体间场"，我们发现背景会使得系统更复杂。下面，我们将"督导"引入心理治疗，这就更增加了问题的复杂性。对有督导参与的个体心理治疗来说，"主体间场"自然也包括督导的影响（Buirski & Monroe，2000）。而且，如果心理治疗过程可以录像或者录音，这个主体间的系统又会扩大。因为如果有录音或者录像，就会存在真实或假想的听众或观众，而"他们"的存在也会参与到这个系统中。因此，我们甚至可以预期，那些"耳聪目明"的督导对治疗师和来访者来说存在着怎样的影响。然而，由于不同的人对自己的经验有不同的组织方式，他们对经验的理解和赋意也是不同的。比如说，如果患者的自组织系统有缺陷，那么当他从咨询师口中得知这个真相的时候，很有可能会觉得十分羞愧；同样，如果来访者认为咨询师再无长技，那么这个咨询师也同样会感到羞愧。

　　和那些企图探寻人类本性的精神分析理论相比，主体间理论不会对人们的经验提前进行假设，我们也不会将患者的主观经验置入我们提前准备好的理论框架。比如它可能存在本我、自我、超我冲突的问题；或者它可能是抑郁或分裂的；它有一个分裂的自我等等，即使这些理论假设有时候是有助于我们在特定情况下了解特定的人的。主体间理论最关心的是人们组织、构建其个人经验的方式或者模式。根据 Atwood 和 Stolorow 的理论（1984），我们对人格进行理解的基本单元就是经验的结构——形成人的主观世界的自我或客体结构。

何谓经验的构建？简单地说，就是人们对现有互动模式的组织和解释；而现有的互动模式又来自个体在生命早期和抚养者及重要成员的关系。目前来说，所谓互动模式或经验的结构主要是指经验组织方式，组织原则又成为自我概念和自尊得以构建的情感基础。还是以这个患者为例，她认为自己是不值得爱的、是有缺陷的，这就是她对其主观感受的组织原则。我们需要铭记的是：组织原则同时包括认知和情感两个方面。对这个来访者来说，她的组织原则包括两层含义：① 她是不值得爱的（认知层面）；② 她的主观经验可以简单概括为羞耻感和自我厌恶（情感层面）。

有一个年轻女性，她坚持认为自己的生活"阴云密布，总是很倒霉"，这就是她对自己经验的组织原则。她始终相信：她接触到的一切事物和人，都会让她失望和受伤，她的生活是没有任何希望的。长达数年的心理治疗帮助她重新认识和反省了自己的经验组织原则。治疗后的几年，有一次她在当地的一个咖啡馆遇到了一个很有魅力的男人。他们彼此有好感，起初经常煲电话粥，后来开始约会。在二者发生了性关系后，他就不再给她电话，也不再回她的短信，对此她感到十分焦虑。几天以后，她终于忍不住，在他工作的时候给他打电话，他却说自己再也不想要保持这种关系了。这个结果对她来说是灾难性的，因为这段经历刚好符合她之前的经验组织原则，即"我的生活总是阴云密布，我总是很倒霉，我的人生注定充满失望，没有人会喜欢一个像我这么讨厌的人"，这种契合就好像拼图游戏中一块缺失拼图刚好找到自己的位置一样。让我们想象一个有着不同经历的女性，一个备感自信和充满自我价值感的女性。毫无悬念，如果这个女性也遭遇了类似的事情，她当然也会对这个男子的冷漠感到痛心和失望，但是她不会认为这是她"注定的"命运，她会将这段经历归因于偶然的倒霉，而不是必然会发生的；也就是说，这段经历并不是那块缺失的拼图而刚好契合她的经验组织方式。

在以上两个例子中，我们可以看到两种不同的经验组织方式和核心情感，这种经验组织同当事人在婴儿时期与抚养者的关系密切相关。这种起始于生命早期的互动模式一直延续到现在；而且就好像是一张滤纸，所有的生活经验都要经过它的过滤。主体间性心理治疗的任务就是确认并分析个体的经验组织方式，并试图探索影响人们经验形成的核心情感。

这让我们联想到一个和精神分析有关的争论：心理问题都是由心理冲突或者发展受阻所引起的吗？自我心理学理论认为神经症是心理冲突和心理机能相互抗衡而产生的，这种抗衡主要在人的无意识领域发生。心理冲突主要是指本我、自我、超我三个人格结构之间的冲突。心理问题主要来自心理的冲突以及自己对这种冲突的处理方式。

同自体心理学一样，发展阻滞理论认为心理问题的产生和不健全的抚养方式与成长背景有关。在这种养育关系中，个人被剥夺了健康成长需要的"自体－客体"经验，比如镜像、理想化，而这些功能对于健全"自体"的形成都是十分必要的。从这个角度讲，发展不健全而导致"自体"结构的不完整，进而导致了心理问题。发展阻滞论关注我们在成长过程中的丧失（Atwood & Stolorow，1997），而这些自体结构不良被认为是来访者和他人关系缺陷的后果。

主体间理论强调对健康心理发展来说所必需的"自体－客体"经验的

重要性。主体间理论所说的"结构",是指广义上的互动模式。正是基于这些互动模式,个体的经验不断重复,之前已经形成的组织方式在这些不断重复发展的经验中得以展现(Atwood & Stolorow,1997,p.520)。因此,从主体间的角度讲,心理问题既不产生于内在心理冲突,也不产生于自我发展阻滞。心理疾病产生于当下:"当下"是指个人主观感受得以形成的复杂背景。

除了来访者主观经验的展开和得到解释,主体间理论的另一个重要的目标就是主观经验的转化。之前形成的经验组织方式的转化并不意味着治疗有效果。成功的治疗可以帮助来访者形成新的经验组织方式、新的自我认知视角,以及基于新的经验组织方式和自我认知方式形成的期望。如果心理治疗可以帮助来访者形成新的组织原则以及新的互动模式,那么之前形成的那些互动模式和组织原则又何去何从呢?它们会消失而不见吗?会被彻底遗忘吗?还是完全被新的互动模式所取代?都不会。过去的经验组织方式和自我认知方式会在当事人人格组织中留下痕迹。当然,如果健全的自体-客体关系没有形成,在个体面对压力环境的时候,旧有的组织原则就会重新出现,进而让个体重新感到空虚和自卑。这些情感状态的"死灰复燃",不但指那些受伤的经历再次袭来,以前经过心理治疗形成的自我统合感也会土崩瓦解。除此之外,当然还包括精力的损耗。因此,如果旧的经验组织方式和新的经验组织方式相互交织共同存在,我们就不能说该个体治愈成功。真正成功的心理治疗会形成新的经验组织方式和互动模式。

所谓成功的心理治疗,就是帮助来访者形成新的组织方式和原则。有人说,成功的心理治疗是形成新的互动方式,但这两个概念是完全不同的。如果来访者在心理治疗中,通过和咨询师的移情而形成了新的互动方式;那么这种心理治疗和普通意义上的社会学习也没有本质上的差异了。

从主体间角度出发，形成新的心理结构或新的经验组织原则，就意味着人们对"关系"形成新的预期，可以以新的形式和他人互动。因为不同的人对自我和世界的理解不同，所以不同的人有不同的人际互动模式。他们不仅学到了新的互动方式，对危险的经历也更为开放，对创伤的处理能力更强。因此，从主体间心理治疗角度来说，成功的心理治疗还包含自我结构的改变。

咨询立场

弗洛伊德理论认为，精神分析师在进行心理治疗时要尽量做到以下两点：中立、节制。所谓中立，是指对来访者来说，咨询师将自己放空、价值中立，不对来访者做出过多回应。分析师如同一个屏幕，来访者可以放心地把自己内心深处的期望和冲突投射在上面，这很容易形成移情。移情是精神分析领域的一个重要概念——是来访者将自己过去对生活中重要人物的情感投射到咨询师身上的过程；而且，这段重要情感往往和来访者的内心冲突密切相关。面对来访者的移情，咨询只有保持价值中立，才能保证来访者的"移情"不会受到咨询师本人的影响，由此可见，移情仅仅是来自患者内心的一种歪曲投射。来访者对咨询师的感受是来访者内心世界的投射，和咨询师本人无直接关系。比如，面对来访者的移情，咨询师对来访者表现出更多关心和牵挂，就会对移情造成影响。此外，咨询师的行为也会对来访者对咨询师的感受造成影响。从这个角度来看，患者的感受不仅仅和生命早期重要情感的重现——移情相关；也和咨询师的言行相关。

精神分析技术的应用可以改善来访者的退行现象（来访者的心理活动退回到较早年龄阶段的水平，以原始、幼稚的方法应付当前情景），主要的精神分析技术有以下特点：咨访双方并非面对面咨询，一般来讲，患者躺在长沙发上，背对咨询师，咨询师站在阴暗处；咨询师要克制自己对来访者移情的反应；咨询频率一周4次等，以上这些却导致了移情性神经症的形成。移情性神经官能症是来访者儿童期神经症在当下关系中的重现，在心理治疗中则表现在咨访关系上。来访者通过移情重现自己生命早年的神经症，而分析师也可以通过移情了解来访者的经历。咨询师就是通过解决来访者的移情性神经官能症来缓解来访者生命早期的神经症；而其中最重要的一环就是通过咨询师对来访者移情的解释，来访者通过解释获得顿悟。

弗洛伊德式咨询的另一个重要元素是通过言语解释让来访者的无意识经验意识化，让潜抑在无意识中的冲突和期望在意识领域得以呈现。因此，分析师对移情的解释对精神分析来说十分重要，尤其是解释的准确性和时间点。咨询师对来访者行为或幻想中的隐意给予解释，可以促进来访者的顿悟；而正是这种顿悟可以促进来访者自我的成长。

以上关于精神分析咨询立场的简单概述可以帮助我们了解精神分析技术是如何按照弗洛伊德理论假设进行操作的。也就是说，弗洛伊德的观点认为：来访者当下的神经症是童年时期受压抑的冲突的体现。通过遵守中立、克制、改善退行等咨询原则，咨询师可以利用来访者对自己的移情发现来访者童年时期潜抑下来的心理冲突，并对此给予解释；让来访者意识到是这些因素导致了当下症状的心理冲突。主体间心理学派的咨询立场和传统精神分析差不多，都以人类心理发展的本质作为理论假设。

现在我们讨论一下主体间心理治疗的理论假设以及其对咨询立场的影响。主体间理论的假设之一：人类行为的主要动机是维持自己的经验组织方式；而这个主导动机理论假设也影响了主体间治疗学派的咨询立场，也是主体间心理治疗和其他心理治疗系统不同的主要方面。主体间理论的治疗师不是倾听来访者被压抑的冲动、防御所导致的症状，而是关注经验组织方式以及对来访者经验有组织作用的破坏性情绪状态。此外，治疗师还努力想要理解这一点，大部分所谓的心理问题其实都是来访者企图保持或恢复心理平衡状态所做出的努力。主体间理论认为来访者通过异常行为（可能和解离、具体化等心理过程有关）保持自己的经验组织方式，这些异常心理或行为是来访者企图维持自我心理统合感的表现，而不是想要不断获得变相（伪装或歪曲的）心理满足的妥协（上文所谓症状是心理冲突和心理机能的折中或妥协）。因此，主体间理论的重要关注点就是来访者为维持其心理健康付出的努力，而不仅仅是关注来访者心理问题产生的原因以及重复早期适应不良的互动模式的倾向，这对于主体间理论式的心理治疗有重要的意义。比如说，那些能够忍耐虐待关系的患者被认为是典型的受虐性特质，传统理论或许会认为该来访者潜意识里有重复早年受虐经验的欲望，因为这种对充满罪恶感想法的惩罚（虐待），对来访者来说是一种变相的性满足感；而主体间理论对此给予的解释是：来访者为了维持内心统合感才选择忍受这些受虐式的关系模式，因为用其他方式无法达到这个目的，因此他必须忍受这种关系，而不是单单像传统精神分析认为的想要重复这些体验。来访者通过维持受虐关系而保持自我统合感，背后有可能隐藏着以下几种经验组织方式：① 自己不值得别人认真对待；② 自己不可能有其他关系模式；③ 自己的生活中不能没有伴侣，哪怕是坏的。正是这几种组织经验的组织方式作祟，他才不得不勉强维持这种受虐似的关系。

　　人们的经验会形成互动模式，为了证明这一点，主体间理论的另一个假设是：人们会主动寻找可以促进自我心理发展的关系体验。如果一个成人可以通过调节、整合不同的情感状态，进而维持连续的自我感以及积极的自尊，那么我们就可以说他具备自我统合感的特有模式。我们可以将这些促进自我统合感的关系体验以及情绪状态称为自体－客体经验（我们将在第四章着重介绍自体－客体经验）。

主体间理论的重点强调的咨询立场是：共情－内省的咨询模式。Kohut早在 1959 年就首次阐述了共情内省式咨询方式的内涵。根据 Kohut 的理论（1984），对共情最好的定义就是：体验和感受另一个体内心世界的能力（p.82）。此后，自我心理学对于"共情"就给出了两种不同的解释：第一，共情是一方给予另一方的关心，类似同情心，比如，"约翰很同情玛丽"。第二，共情是指咨询师的倾听状态。Stolorow 及其同事（1987）认为应该仅仅将共情定义为倾听状态以避免混淆。对主体间理论而言，共情被认为是了解来访者主观感受的一种方式，共情式倾听是指治疗师为了理解来访者的主观感受所做的努力，他们企图通过自己的努力让自己尽可能地了解来访者。Stolorow 及其同事提出：我们经常用情感协调一词来表示咨询师对来访者的反映。比如说，如果咨询师说："当你父亲忘记你的生日的时候，你好像比较伤心"，就是咨询师就她对来访者情感状态的了解和来访者进行沟通，通过这种解释，咨询师会让来访者感到自己能够被人理解及接纳。此外，咨询师对来访者的情感协调也可以促进来访者进行情感整合（来访者会说，是的，我确实很受伤），而且也是一种自体－客体机能。所谓共情状态就是咨询师企图走进来访者内心的方式，也是能让来访者体验到情感协调的咨询师的反应方式。

既然主体间理论强调咨访双方的主体性互动形成的"场"，共情－内省式咨询状态所涉及的内省元素主要是指咨询师自我协调的方式（咨询师与自己内心的体验相协调）。咨询师内省最重要的一个方面是咨询师要对自己给来访者造成的影响保持觉醒。对其他关系取向的心理治疗来说，咨询师应该重视自身经验以及对来访者的反移情，因为这些都包含了与来访者动机有关的信息。对于主体间理论来说，它之所以重视内省状态是因为：① 它可以揭示咨询师对来访者主观感受的影响和贡献；② 它可以为咨询师提供情感或经验类比，而这有助于帮助来访者理解来访者的内心，并且促进二者的情感协调。比如，来访者爽约并且没有及时通知咨询师，面对这种情境，为了能和自己被激惹与被忽视的感受相协调，治疗师必须试图理解来访者无意识"被动攻击"咨询师的动机；而对克莱因派的咨询师来说，来犯者无意识想要通过这种行为让咨询师体验自己儿时的"不幸"遭遇，比如，放学后家长不接自己时进退两难的感受。以上两种状况，患者的行为被认为是出自愤怒动机，主体间理论则不这么认为，面对来访者的爽约，主体间学派的咨询师会反思上一次面询过程（内省过程），并试图探索面询过程中来访者对咨询师的感受。患者的缺席是否和咨询师的某些言行有关？来访者会不会因为咨询师的言行而感受到伤害？主体间理论没有明确指出来访者的爽约不是出于气愤，而是将关注重点转移到"主体间场"，确切地说是在上次面询过程中咨访双方形成的主体间场。

以上的例子强调背景对于主体间心理治疗的重要性。对弗洛伊德理论来说，所有咨询立场的设立都旨在揭示来访者的内心世界，而主体间理论心理治疗则企图说明咨询师或来访者的感受或体验产生的背景。

本章小结

本章主要介绍了主体间理论的基本知识，以及主体间理论在心理治疗中的应用。为了更好地说明主体间性，我们还介绍了主体性以及"背景"对来访者和咨询师主观经验的组织作用；同时也介绍了在一个特定背景中，咨询师和来访者的主体性互相作用产生的"主体间场"。

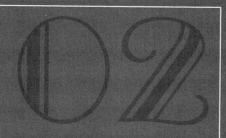

第二章

主体间感受性

　　我们接触过很多对心理治疗感兴趣的学生，他们当中的很多人选择学习心理学都和自身经历有关。一般而言，对那些接受过心理治疗并从中获益的人来说，他们想成为心理治疗师，主要基于一个无意识的动机，即通过对来访者人格动力的深入了解帮他们"疗伤"；或"拯救"那些功能不良的家庭。当问及为什么对心理治疗感兴趣的时候，他们说因为自己也出现过心理问题并接受了心理治疗；是心理治疗帮助他们走出阴影，开始新的生活。很多临床心理学研究生的申请者在个人陈述中提到自己来自一个不健全的家庭，他们遇到过各种各样的心理问题，但是最终这些问题都通过心理咨询而得到改善。

　　很多踌躇满志的心理咨询师都希望通过自己的努力帮助别人、帮助自己，这个出发点是好的。但是，这种助人动机很容易形成一种思维定势，反而不利于有效的实践精神分析。

　　有时候我们不得不面对一个矛盾的事实：咨询师的助人动机并不能真正帮助别人。有责任心的咨询师往往希望通过咨访关系促进来访者的自我探索和自我成长。"帮助来访者"，就是说，咨询师希望为来访者"做点实事儿"，让来访者的问题得到改善。然而，"帮助来访者"的想法，很容易让咨询师把来访者当作心理咨询的被动接受者，其实这种关系是不平等的。这种"一帮一"的治疗模式或许符合单人取向的心理治疗，但是对二人取向的心理咨询来说却并不适合。因为对单人取向的心理治疗来说，来访者和咨询师是彼此独立的，来访者只是咨询师心理分析的目标；二人取向的心理咨询则十分重视来访者和咨询师之间的关系。Aron（1996）认为，二人取向的心理咨询有一个基本假设：除了咨询师使用的心理治疗的技术与方法，咨询师自身的人格或性格也会对来访者产生影响。

　　单人取向的心理治疗和普通医学模式很相似，即一个医生针对一个患者，但这种模式并不适合主体间心理治疗。Stolorow 提出：我们不能把主体间心理治疗简单定义为单人或者二人取向的心理治疗。根据 Orange 的观点（1995）"主体间理论认为，人是主观经验的组织者，是主体。在治疗过程中，咨访双方通过访谈共同感受并了解来访者主观经验，进而了解来访者的经验组织原则"（p.8）。在主体间视角下，精神分析取向的心理治疗并不像水管工维修爆裂的水龙头那样提供"心灵维修"类的工作。它应该是一个成长过程，恰如一个萌芽的种子，随着时间的孕育，最终开出美丽的花朵。对咨访双方来说，精神分析的心理治疗（包括咨访双方对来访者主观经验和个人意义的探索和解释过程）是一次在陪伴中探索自我的旅程。这当然不是一次搭乘飞机的旅行，飞行员可以设定航线和速度，并预计到达的时间和地点。精神分析取向的心理治疗更像一次热气球之旅，咨访双方都在热气球下的大吊篮中，不能控制方向和设定速度，也无法在刚启程的时候就预计到达地点和时间，两个人只能随着热气球徐徐上升、随风飘荡。或许，这才是真正意义上的"探索之旅"，是一次对自我以及自我与他人关系的探索之旅。

　　如果心理治疗确实能帮助来访者，那么共情式的倾听和理解则是达成助人效果的两个必要条件。但是，咨询师的"助人动机"会影响甚至完全妨碍这两个必要条件的发挥。我们一再强调，对主体间心理治疗来说，探索并解释来访者的个人意义，才是治疗的重点。

　　虽然咨询师努力修复来访者"心灵创伤"的想法或行为并不违反经验构建的哲学观点，但这种"修复"行为会影响咨访双方共同了解来访者主观经验的过程。为了说明这一点，我们举个例子，比如，一个男士总是抱怨自己不能和女士约会。面对这个来访者，如果咨询师一心想要"帮助"

他，为他做些"实事儿"，就会花很多时间和来访者共同编写一份像模像样的择偶广告。然而，如果这么做，我们就无法了解来访者行为背后的意义和动机。比如，对这个男士来说，孤独究竟意味着什么？他内心深处是不是觉得自己一定不会找到理想伴侣？对于无法成功约会女性的问题，可能大多数男士都会想到编写或者修改择偶广告；他们大多不会因此困惑，也不会寻求专业的心理咨询。对他们来说，酒吧调酒师、巴士上偶遇的中年女士，或者父母给予的建议就足够解决问题。心理咨询师则不然，他们不能像亲人、朋友那样给来访者做建议，他们需要探索的是对这个男士来说，究竟是什么让他不能找到一些实用的问题解决办法，比如像大多数人那样编写一份择偶广告？难道他认为和他约会的女性都会看穿他的内心而拒绝他？或许，这个男子"无所作为的""找不到有建设性的、类似编写择偶广告的办法"的表现其实是一种自我保护，是对女性拒绝自己而引发的痛苦的预防。在"修复"来访者的问题之前，我们首先应该意识到，他的行为背后隐藏着一个不合理的经验组织原则。如果心理治疗可以改变他适应不良的经验组织原则，提高他的自我价值感；他就可以靠自己找到问题的解决办法，而不是一味地问咨询师他应该怎么办。

我们来思考一下，如果我们不给出建议，而是努力探索来访者行为的意义，情况会有什么变化？首先，我们想一下来访者求助行为背后的动机。或许是从小到大在他自我探索的过程中，从来没有一个人给过他建议和指导，甚至没有什么人在意他；或是因为他自觉无足轻重，不配获得他人的关注。在来访者的成长过程中，他一定渴望得到父母的关注，然而由于父母"冷漠"或疏远，这种心理渴望受到阻碍，因此在咨询过程中，来访者想要通过和咨询师的互动来补偿这些受阻的渴望，他会将咨询师看作"新的父母"。因此，对这个系统来说，来访者希望咨询师"像自己的父母"那样给予帮助或建议，帮助他实现对父母关爱的渴望。因此，如果咨询师不努力探索来访者求助行为背后的动机，而是一味地提建议，我们就失去了进一步了解来访者的机会。反之，如果我们积极探索，就可以更好地促进来访者的无意识经验组织原则的展开（对这个男人来说，他的经验组织原则大概是觉得自己不值得爱、不值得别人关注）。

这个男士还可能存在另一种经验组织原则，就是"我很愚蠢，我不能相信自己的判断"，正因如此，他才向他认为"无所不知"的咨询师求助，他想知道自己不自信、不了解自己的真正原因。然而，咨询师向来访者提建议很可能导致"理想化移情"的出现（Kohut 认为这种移情是有益的，1971），然而，这种看似不错的状态其实存在很多隐患。比如，来访者采纳了咨询师"有帮助"的具体建议，但是依然没有女性愿意与他约会，他可能会更加受伤。而这种受伤感也是对已有的不良经验组织原则的验证，他会觉得自己确实不值得别人关注、不值得被人爱。更重要的是，"帮助来访者"的行为让我们失去了可以探索来访者无意识经验组织原则的机会。

第三种可能性即为：如果咨询师能够给来访者提供帮助或建议，这个咨询师又是一个有能力与智慧的人；那么，咨询师无疑是把来访者看作了孩子，因为孩子才需要别人的建议，这又在无意间验证了来访者的经验组织原则"我是幼稚的，甚至和孩子一样无能"。

对于坚持倾听和意义探索原则的咨询师来说，有什么会激发他的"助人动机"呢？对于不熟悉心理治疗的患者来说，很多人都带着"咨询师可以解决我的问题"的期望走入咨询室；然而，正是这种期望往往会让咨询师通过"修复"或者"提建议"的行为满足来访者觉得"心理咨询确实有效果"的心理需求，也就是说，咨询师并不想让来访者失望。

如果来访者激发了咨询师的忧虑，那么这个咨询师就很容易将重心转向"解决"或者"修复"来访者的问题上，而不再是倾听和试图理解来访者。而且，引起咨询师焦虑或不安的问题常常导致自杀率增高、自伤行为增多或者症状复发或加重。我们当然不能忽略这些事件，而且，在某些情景下咨询师也的确应该快速做出一些紧急的、同来访者生命息息相关的决定。然而，大多数时候，咨询师的焦虑往往和直接威胁患者生命的事件无关，而是和咨询师对来访者主观意义的理解有关。比如，一个患者决定和上个月才开始约会的男士结婚，而且邀请咨询师出席下周在城市礼堂举办的婚礼。针对这个问题，不同的咨询师会有不同的反应。有些咨询师或许会说"怎么这么快！"之类的话，这个反应就向来访者传递了一些信息，即：咨询师不赞成来访者的决定，他认为来访者的婚姻太仓促，而且似乎还建议来访者缓做决定。然而，秉承共情式倾听以及理解立场的咨询师则会说"哦，听起来，你做了一个很重要的决定，能不能和我具体谈一谈？"。当然，如果来访者的婚期是一年以后，那么这种干预方法或许显得更加从容，但在某些时候（比如时间有限），我们确实无法阻止来访者做出我们认为错误的决定。可是，我们又怎么能知道对对方来说，究竟什么决定是好的什么是坏的？对于她的未婚夫来说，我们无法确定他会一直等着我们确定他就是最适合来访者的白马王子之后再结婚；我们也不能预测一个更加适合来访者的人即将出现……

非心理动力学派的理论和"帮助来访者"的观点具有一致性。该学派认为个体是由部分构成的整体，就像修车一样，心理治疗的任务是要找到一个人出问题的部分，然后把它修好。或者说，人是部分的集合，任何一个部分都是独立于其他部分存在的，我们可以对单独的一个部分进行修复。比如，攻击性的患者需要进行愤怒管理治疗；性功能不全者（比如早泄）则需要接受性心理治疗；恐惧症要接受系统脱敏疗法；抑郁症患者则需要接受和药物治疗有关的医学治疗。当然，也有一些来访者可能同时接受以上或者全部的治疗。很多诊所也都有相应的各种治疗，个体治疗、夫妻治疗、家庭治疗或者团体治疗。

心理动力治疗以及主体间心理治疗则与之不同。他们将个人视为一个整体；而不是多个可调节、可修复的部分的简单组合，症状的产生与当事人早年同抚养者的经验有很大关系。对每个患者来说，他们的症状都有特殊、独特的意义，也就是说，症状是内在心理过程的外显，是高度个人化的。从另一角度考虑，症状有时也是某些疾病的预测因子，比如说血液中的梅毒螺旋体就是诊断梅毒的重要依据。对这类疾病而言，我们当然就不需要考虑症状对这个患者的特殊意义。然而，"发热"却并非如此，我们不能仅仅根据发热这一个症状就诊断某一种疾病，因为发热并不具备特异性，它是很多疾病都可能有的表现，患癌症、牙齿炎症或者中暑的人都有可能发热。发热并不具备特异性，正如在心理层面，焦虑、抑郁或者对陌生人的恐惧，也不具备特异性。这些症状对于不同的个人来说，总是具有不同的意义。

精神科的诊断基于症状群描述，而不是指标或者指征。DSM-IV 对症状群进行了划分，并予以分类和命名。当根据 DSM-IV 诊断来访者患有心境障碍时，我们并不能推测导致患者产生心境障碍的具体原因，我们只知道来访者的表现符合 DSM-IV 中有关心境障碍的诊断标准。不同的人会表现出不同的症状，同一症状对不同的人来说也具有不同的意义。

有时候症状就好像梦一样。我们以弗洛伊德的著名案例"狼人"为例来说明这个问题。Serge Pankejeff 是弗洛伊德的来访者，大家之所以叫他"狼人"是因为他总是梦到狼坐在树上的场景。其实，很多人都梦到过狼，但是这并不意味着大家都遇到了"狼人"所遇到的心理问题。对于一个患者来说，狼可能代表父亲；对另一个人来说，或许代表母亲。对其他人来说，"狼"则有可能代表咨询师的干预。换句话说，梦到狼，并不能提供给我们任何有关来访者心理问题产生的原因以及潜在心理动力结构的线索。

主体间心理治疗把个体看作整体，异常行为被认为和当事人对生活经验的组织、赋意以及这些经验对他本人所具有的独特意义有关。经验组织原则的变化对来访者的行为以及人际互动方式有广泛的影响。心理治疗的任务不仅仅是改变他们表面的行为，还要让来访者意识到导致其异常行为的旧的经验组织原则。因此，在咨询过程中，我们关注来访者主观经验的展开以及解释，而不仅仅针对特定的症状。我们相信，来访者主观经验的展开以及解释将会导致组织经验原则的变化，而咨访双方对来访者主观经验的共同感受与理解也会带来一定的治疗效果。咨访双方对来访者主观经验感受和理解的过程其实是一个大"背景"。它包括咨询师和来访者的主体，双方互动形成的"场"，以及对患者主观经验的理解。来访者和情感协调的咨询师互动，用新的视角看待过往经验，转化由此就会发生。

主体间心理治疗不针对特定症状（比如强烈的自我意识等），随着治疗的深入，来访者的经验组织原则会不断展开、获得解释，最终形成新的经验组织原则，下面举个例子。

Jack 是一名年轻男子，他在有魅力的女性面前，总感拘束紧张、自我意识很强，这给他的人际关系和正常生活带来困扰。在咨询中，他说在语言学校的时候，曾因为自己满脸的粉刺以及大鼻头受到同学们的嘲笑及戏弄。同学们的嘲笑让他想到母亲对他的批评，母亲是个吹毛求疵的人，总爱挑他的毛病、挫败他的创造力和主动性。这一次次的批评让 Jack 慢慢发展了自己的经验组织原则"我是有缺陷的、无能的；如果别人接触我，尤其是女生，她们一定会发现这一点，并且会因此拒绝我；或许避开他人、不和别人交往才是最安全的。"在治疗过程中，Jack 觉得治疗师能够理解并接纳自己，他对自己的经验有了新的认识，最终，他经由镜像移情（咨询师对他的理解以及接纳可以帮助他完成自我接纳）以及新的自我认知发展了新的经验组织原则："我是有价值的，是值得别人关注的。"通过治疗，Jack 的自我意识逐渐降低，他在社交过程中也更加从容。

需要强调的是，新的组织经验原则可以降低自我意识、提高自信。这种新的经验组织原则、新的心理结构，会影响人际交往的方方面面；因此，不仅仅在魅力女性面前，在其他人际交往场合，Jack 都从容了很多。

此外，有可能影响心理治疗效果的另一个因素就是对所谓的合理、理想咨询技术的迷信。从弗洛伊德开始，人们就开始研究精神分析技术，然而，所谓正确或者合理的技术，同之前提到的"帮助""修复"的目标一样，会阻碍心理治疗和精神分析的效果。正如 Orange 及其同事所说（1997），"技术这个词，往往意味着正确的规则和步骤；技术之所以存在就是要让大家更加顺从，尽可能地减少个人主观性对目前所从事任务的影响"（p.23）。因此，技术意味着结构性以及对规则的遵守。弗洛伊德认为规则体制的存在有助于规范精神分析，防止分析变得无法可依，这些规则曾被认为"放之四海皆准"，适用于所有的咨访关系。我们对此并不认同。心理治疗过程中每个治疗联盟都有特异的主体间场以及咨询过程；因此，对于心理治疗来说，虽然可能会有各种各样的治疗方法，但却不存在放之四海皆准的准则，也没有适合于所有来访者的标准技术。

Stolorow（1992）认为，所有精神分析过程都有两个特点：第一、精神分析关注于主观感受、主观感受形成背景以及经验的组织原则；第二、心理治疗不能脱离"关系"而存在。心理治疗的目的是经验组织原则的转化（伴随主观感受的展开和解释）。只针对一个特定目标（如只想消除症状）反而不利于咨询目标的达成。这与 Herrigel（1971）的观点是一致的。Herrigel 认为一个人想要成为真正的狙击手，必须要放弃"必须要击中靶心"的具体目标；因为只有完全沉浸在射击过程中，才有可能实现理想。

当然，凡事都有例外，如果咨询师控制感较强（会因情境失控而焦虑），想时刻了解咨询进度以及接下来面临的问题，以上的"无规则"原则就不适合他；因为他的这些"愿望"都需要依靠特定的咨询技术（技巧）才能实现。对于这类咨询师而言，想要做到咨客眼中的"称职"或者体验权威的感觉，主体间治疗方法或许并不适合他。

践行主体间心理治疗需要咨询师具有特定的感受性、并遵守咨询原则（Orange，1997）。感受性包括很多方面，心理治疗师必须将这种感受性带入每一段咨访关系。主体间学派认为治疗关系是咨访双方共同感受并理解来访者主观经验的重要因素，咨询过程中出现的一切都是双方共同构建的，虽然双方的贡献可能并不均等。举个例子，两个人一起烤蛋糕，需要一个人提供牛奶，另一个人提供蛋糕粉，烤制蛋糕的过程也是一个构建过程，没有双方的努力蛋糕就没有办法做成；但是在这个过程中，每一方的努力是不同的。再举一个例子，我们把来访者比作冰棍，把治疗师比作一杯热水，当二者混合在一起的时候，水被冷却，冰棍会吸热融化，双方都会发生改变。对上述两个比喻来说，构建涉及双方的每一方都是特异的、独立的，他们之间的共同努力造成了改变的发生。

　　主体间感受性必须基于咨访双方"心灵平等"的原则，咨访双方都不是权威。主体间学派的咨询师否认"孤立心灵"的说法（Orange et al.，1997），在治疗过程中，治疗师要对来访者的经验保持开放；还要努力探索自己对来访者的感受产生的影响。此外，主体间心理治疗强调"咨访双方共同感受并理解来访者主观经验的过程"。传统弗洛伊德学派把咨询师看作是观察和研究客观现象的"科学家"，"科学家们"通过保持中立和节制，就可以了解与来访者无意识动机有关的客观事实，并对此给予解释；而主体间理论则关注"咨访双方共同的感受与理解"的过程，这可以让咨询师和来访者共同沉浸在来访者个人意义的海洋里。

　　心理治疗师会影响来访者对"关系"（比如咨访关系）的感受，保持主体间感受性就是说我们必须为我们对来访者的影响负责，这对诊断和治疗都有重大的意义。诊断或者给患者贴标签会让患者病理化，觉得自己有病，比如，"边缘化"主要是指那些很容易生气、伤害他人、想法极端、认为别人很好或很坏的人。主体间取向心理治疗很关注来访者在什么情况下其行为表现才显得十分"边缘化"，即"边缘化"行为产生的背景。比如，如果一个将咨询师"完美化"的来访者突然变得易怒且具有攻击性，我们就需要探寻"边缘化"行为产生的背景和原因，是不是来访者想通过分裂性的行为表现其边缘化特质？或者是治疗关系中的一些因素激发了患者强烈的负面情感？根据 Stolorow 等人的观点（1987），"边缘化"心理现象并不是仅仅存在于患者内部的病态，它来自一个特定的"主体间场"。这个"场"包括功能不良的自体－客体关系以及脆弱的、不稳定的自我结构（p.116）；这种脆弱的自我结构与长期以来不健全的抚养关系有关。功能不良的自体－客体关系也可以通过来访者与情感失调的咨询师关系表现出来。下面的案例就说明了这一点：

Gerri，27 岁，女。她前来咨询是因为她和恋人或者朋友总是难以发展持久稳定的关系。她可以在短时间内就和他人发展亲密强烈的感情，但是这种感情持续时间很短；当她感觉别人对她不真诚的时候，她就立刻中断关系。我们为她进行了很长时间的咨询。在第三次咨询过程中，咨询室的电话突然响起，咨询师去接电话，谈话很简单，几分钟之后咨询师就挂断电话重新开始咨询，此刻的 Gerri 则显得十分气愤，并且对咨询师的专业性进行攻击："我认为你的行为相当不专业，你这么做也很不道德，你甚至应该被吊销执照，或者接受更多专业督导以及心理治疗来帮助你停止这种不负责的行为，我花钱购买你的时间，你却拿它来做其他事情，我想这次治疗我不会付费了。"

从治疗师的观点出发，Gerri 的反应有些过分，而且还以典型的发火暴怒的形式回应咨询师。这就提出了咨询师常常需要面对的选项，在这个场景中，谁的主体性占优势？咨询师应该将注意力集中在她的过度反应和谩骂上还是将注意力集中在 Gerri 自恋性的受伤体验上呢？或许，治疗师可以称来访者"自恋"或"边缘化"来令自己好受些，或者不对来访者的移情进行解释（比如说，你待我的态度就好像你妈妈对你的态度，当你每次和她讲话的时候，她就变得盛气凌人）。虽然我们可以从这个解释中获得来访者过往经历的信息，但是我们还是无法了解治疗师让来访者如此生气的真正原因。主体间取向的治疗师会选择以来访者的主体性为主。对此，我们的解释如下：这个患者的人格结构十分脆弱，甚至趋近分裂。在接电话的时候，咨询师激起了来访者深层次"自恋式"的受伤体验。（当然并不是所有来访者都会将治疗师接电话的行为视为一种伤害，但是对 Gerri 来说，由于她长期以来和抚养者的情感并不协调，所以她才对这种失败的自体－客体关系十分敏感。）Gerri 进行心理治疗的时候，一定期望一个新的关系。她希望在这段关系中感受到协调的情感，但是治疗师接电话的行为刚好吻合了患者之前的经验组织原则：她是不值得别人爱的，她对别人来说是无足轻重的，她不值得获得她的妈妈或者治疗师的情感反应。

治疗师的歉意以及确认 Gerri 受伤体验的行为激活了来访者一个可重复性的经验。在治疗过程中，咨询师会让 Gerri 感受到协调的情感，并发展她的自我认同感；这些体验会帮助她提高自信心以及情绪调节能力，并且让她信任"好客体"的存在和存在的稳定性。

与其说我们面对的是一个边缘人格的来访者（情感强烈、人际关系极端为其特征），还不如说是人格结构脆弱的来访者以及一个不能让来访者感到情感协调的治疗师。人格结构完整统一的来访者可能会对咨询师有关移情的解释做出如下反应："我对你的解释感到生气，因为你太自我中心，而且不体谅他人，跟我妈一样"。传统移情观点认为，当下的关系不会受到过去的歪曲或影响，但是会被来访者同化到已形成的稳定的经验组织结构中。我们将会在第四章重点讨论与移情有关的概念。

在以上的案例中，Gerri 对咨询师的表现很"边缘化"。从来访者的角度出发，我们可以预想，她情感的爆发是因为感受到了咨询师的"伤害"。其实，这个来访者并不是真的边缘化，只是人格结构较为脆弱；当感到失望的时候，这种脆弱的人格会以暴怒的形式表现出来，尤其是来访者对这段关系的期望较高的时候。其实，Gerri 特征性的情感爆发可以帮助她缓解某些不利于维持心理统合感的感受。她对经验的组织不仅包括符合她期望的受伤或绝望体验；还包括受到伤害时，用来保持内心统合感的习惯方式（对 Gerri 而言，或许就是暴怒）。Gerri 的攻击其实是一种反攻击，是她为维持心理统合感所做的努力；虽然她的行为对别人来说是自我挫败的、不可思议的，但是这些行为是她当下所能做到的最能保持内心统合感的行为。当没有受伤感受的时候，她是很平静的，也不那么容易发怒。因此，来访者只是在特定的背景下才会暴怒。这个背景是由来访者的经验组织原则和治疗师的行为共同决定的。

在这个例子中，治疗师能够意识到自己对来访者的"伤害"，并能够理解来访者将接电话当作伤害事件的原因，治疗师为自己的行为道歉，而且向来访者保证再也不会因为类似的事件干扰咨询。Gerri 也勉强接受了治疗师的保证以及歉意。在两年后的一次治疗中，治疗师又忘了把电话设置成语音信箱，咨询过程中电话又响了，治疗师就反射性地去接电话，这时治疗师突然想起了之前的经历，意识到 Gerri 可能会因为自己的食言而"受伤"，便匆匆挂了电话并赶紧就自己的行为道歉，但是，Gerri 好像并不在意，只是说了句"哦，没关系的"，就继续咨询。在治疗快要结束的时候，有一个合适的机会，治疗师开始反思自己和来访者之间发生了什么让两年前惹怒 Gerri 的事件变得不那么具有刺激性呢？对此，Gerri 的解释是，两年的时间让她感觉和咨询师心灵相互陪伴，这样一桩小事不会有什么大的影响。

患者真的变得不那么"边缘化"了吗？为了避免给人贴标签，我们可以用这种方式理解来访者的变化：Gerri 变得不像以前那么敏感，人格也更加统一了。她渐渐感到自己能被别人理解，内心充满安全感，对自己和治疗师的关系更加信任，因此，在这个新的背景下，她不会再把治疗师接电话的行为体验为"受伤害"，她自己不断体验到"被治疗师理解和接纳"的感受，也慢慢发展了一个更加和谐的自我结构，因此之前那些自体－客体关系不良的行为不会被体验为"伤害"。对 Gerri 来说，通过主体间心理治疗，她慢慢发展出了新的经验组织方式："我是值得别人关心和关注的"。

这个临床案例告诉我们另外一个基本假设：主体间理论取向的心理治疗师在开始一段治疗关系的时候对此一定要铭记在心。虽然传统的逐步递进式的咨询可以发现导致来访者前来咨询的首要问题，但是我们也要记住：当患者提出具体的治疗目标的时候，比如说想要战胜恐惧感，或者学会新的人际交往技术，其实，在本质上，他们都是想在治疗关系中寻找一个新的、疗愈性的体验；也就是说，在来访者内心深处，他们是想要寻找一个合理健全的自体－客体关系。在这个关系中，过去成长过程中受阻的发展趋力（没有满足的心理渴望）将会得到修复。

有人说咨访双方的关系就是付费的友情。因为所有遇到麻烦的人都需要一个好朋友，我们确实赞成每个人都需要朋友；但是这些遇到人际交往问题的人却不太容易找到朋友。Kohut（1984）认为，所有人，包括那些心理健康的人，终其一生都需要自体－客体关系。友情是相互的，而自体－客体关系却是一个单行道。在最好的环境下，作为患者的客体，咨询师应该拥有健全的自我结构，在维持自我内在渴望的同时与别人进行情感协调。Aron（1996）曾说，咨访关系的特点是相互影响，重在相互性，而非对称性。治疗关系中的非对称性是指来访者和咨询师在角色、功能、责任上都存在差异（p.124），这与平等互利的友谊不同，咨询师不能指望来访者会为咨询师的感受和需要着想，至少治疗初期不是这样的。随着治疗关系的不断进展和成熟，咨访之间可以发展出有特点的经验展开方式；来访者也将提高对另一个完全不同的主体——治疗师主体的理解能力。用主体间建构观点来说明"互相认可"（患者对治疗师人格的认可）对于被Teicholtz（1999a）称为"后现代"的一批治疗师的理论观点来说是十分重要的，诸如 Ogden 和 Benjamin。

一般而言，那些在关系维持方面有困难的人会去寻求心理咨询师的帮助，其中有一些人带着这样的经验组织原则前来咨询："新形成的关系可能也会以失败告终"。虽然他们一心想要通过心理咨询发展一段与以往不一样的关系，但他们可能潜意识中还是觉得这段关系会让他们失望、受伤。这些来访者通常被认为阻抗很大，很多人认为他们不应该对好心的咨询师保持矛盾或冷淡，他们被认为具有性格问题。

当然，也有一些人怀着更大的希望进入咨询，这些来访者在轴 I 诊断并不严重（比如心境障碍或者焦虑），因为治疗师认为他们善于接纳，即便是存在抑郁焦虑等问题，他们还是按照他们的经验组织原则理解世界，保持统合感、连续性，以及自我结构的稳定性。对于以上两类来访者来说，主体间心理治疗师会试图理解来访者看待自我和世界的模式，正如我们讨论的，来访者表现出来的症状，好的或坏的，都只能代表整体的一部分。我们仅仅通过访谈很难对来访者有全面的了解。

可以肯定的是，所有来访者之所以向治疗师求助是因为他们希望在治疗过程中发展一段新的关系，这段关系可以让他们感受到关心与关爱，哪怕希望十分渺茫。正如 Stolorow 等人所说（1987），"来访者希望通过咨询中的主体间背景释放受阻的自我（p.65）"，主体间理论的基本假设是：任何人都有心理健康的需求，来访者也不例外。主体间心理治疗的实践方法也来自这个假设，该假设也有助于治疗过程中咨询师对来访者的理解。从主体间的视角来看，患者的性格再自我挫败或者糟糕，他们也已经在自己力所能及的范围内（综合考虑来访者的个人经历以及性格特点），做到了保持统合和稳定感的最好状态。

这个假设之所以重要就是因为它承认所有人都渴望心理健康。如果非要说一个让咨询师很受用的原则，那就是来访者所有需求的核心就是被接纳和得到关爱。然而，具有讽刺意义的是，来访者的症状以及不良的关系正是他们渴望关爱和接纳的需求受到阻碍后，想要继续保持心理统合感所做出的努力。一名经过多年焦虑情绪治疗的来访者认为，他唯一一次真正感受到家庭关爱的时候是在他辞职后的那段时间。他认为，家人只喜欢优秀的他，因此才会对他事业或者工作获得成绩的时候表示出热情。他认为，真正的关爱应该是他失败后家庭的无条件关心。他渴望别人接纳他真实的自我，在这背后，他对别人也有误解和害怕，以及一种近乎偏执的动机。在人际互动方面，他会试探恋人、朋友以及咨询师的耐心，他会故意让他们失望，然后通过观察他们的表现猜测他们是不是真的爱自己。

此外，治疗师的理论体系也是咨询师主体性的一个重要部分。理论能够帮助咨询师构建经验，也能让我们了解正常和异常心理的发展以及治疗工作是如何开展的。分析师在治疗中要试图去寻找其行为背后的动机。人们的行为往往会受到虐待或受虐、象征性的满足或否认恋母情结以及不被社会许可的性或攻击等冲动的影响。人们在其内心深处同不被接纳的冲动做斗争，在这个过程中，一方面想要释放冲动，另一方面压抑冲动。这时，冲突就出现了。因此，人们总想要探索那些不被允许的冲动并且试图给它们合理的解释。咨询师总想要对隐藏在行为背后的冲动一探究竟，他们假定来访者行为背后都隐藏着不可告人的秘密和冲动，治疗师则要同渴望得到释放的本我进行连接，同寻求延迟满足的自我进行对抗（A. Freud. 1936）。

如果咨询师从主体间的角度相信人们总是致力于追求心理健康，而不是努力压抑那些不被接纳的冲动，这时，一个完全不同的关系就建立起来了。本着这个原则，我们需要探索适应不良的行为背后隐藏的"适应性动机"。比如说，Mary 习惯于伴侣的虐待和羞辱。按照传统观点，我们或许会认为，这种自我破坏的行为背后一定隐藏着某种受虐动机，比如说追寻痛苦是为了获得性满足，或者是为了惩罚无意识产生的罪恶想法。在主体间视角下，不管这种关系多么具有伤害性，Mary 都相信这是她所能获得并保持的最好的关系；她所承受的痛苦，也只是她为保持这种关系而承担的代价而已。Mary 从关系中获得的"待遇"和她对自我的认知，都很符合与童年经历有关的经验组织原则，这种受虐的关系会让她觉得自己在家里是有价值的，让她有一种心理安全感；她通过牺牲自己满足他人来与父母保持心理上的联系。主体间治疗的重点可以帮助她从已有的经验组织原则的角度了解当下的关系。

我们之所以拒绝中立、客观的咨询原则，还抛弃所谓"孤立心灵"的观点，是因为我们一直秉承"错误论"的基本哲学观点。用 Orange（1995）的话来说，"我们所知道的一切其实都是片面的，甚至是错误的"（p.43）。接纳错误论，意味着我们要谨慎地分析来访者产生某种感受或言行的可能原因，不能想当然；意味着咨询师需要认真对待心理治疗，以及自己对来访者的影响。保持错误论让我们在治疗过程中不要盲目自信，不要自以为一定可以找到适合来访者的完美咨询技术。

主体间理论的心理治疗是咨访双方协同感受并理解来访者主观经验的必经之路，其中最重要的技术就是共情内省式的咨询。根据 Orange 等人的观点（1997），"这种咨询旨在了解来访者无意识的经验组织原则（共情）、咨询师无意识的经验组织原则（内省）以及咨访双方形成的不断变化的（主体间场）"（pp.43-44）。我们将在下一章重点阐述共情以及共情内省式咨询。不断变化的"主体间场"也容易产生误解和错误知觉。比如，咨询师的主体性会影响他们对来访者的倾听以及对来访者经验组织原则的理解。保持错误论就意味着咨询师必须承认咨访双方心理活动进展的复杂性以及高度主观性。

主体间心理治疗和其他心理动力治疗一样，需要很多专业培训。我们要在抱持错误论观点的基础上，具备对不确定性状况的处理能力。心理治疗是一个充满不确定和困惑的过程，即便是有经验的咨询师，也无法准确判断咨询的发展方向。就好像一个人驾驶着快艇穿过湍流，你对水路的情况并不了解，也不知道转弯后的水流情况如何；但是，如果你懂得如何驾驭皮艇，在下沉的时候进行适当调整；那么，你就不会有那么严重的焦虑感和不确定感。课程培训、督导以及个人心理咨询，都可以提高咨询师应对不确定性的能力。因此，心理治疗师需要终生学习。

每一段治疗关系或者主体间场都会因为来访者或咨询师的不同而有所不同。因此，对心理治疗来说，指南和职业道德是必须的，但是操作规则和方法说明却没有所谓的"金标准"。比如，心理咨询需要做几周才有效？在20世纪，人们将治疗频率作为衡量治疗效果的标准；如今，人们对这种衡量标准的态度则褒贬不一。Abraham和Kardiner（1977）曾提出弗洛伊德一周要同来访者进行6次访谈，然而，当Kardiner和另外5个外国同学飞抵维也纳，想要接受弗洛伊德精神分析的时候，得知弗洛伊德给他们6个人30个小时分析时间，如果按照每人6次咨询，他们当中也只有五个人可以得到弗洛伊德的分析。据说安娜·弗洛伊德提议将每个人每周分析时间改为5个小时；那么，这六个人就都可以进行咨询了。正因如此，每周6次咨询就演变成每周5次，现在心理学家对咨询时间有不同的看法，有人认为每周4次、3次甚至两次都能有一定的效果。当然，还有很多人认为这种指标（比如说每周治疗次数）根本就不能用来评定心理治疗的过程（Fosshage，1997a，1999；Stolorow，1994b）。

时代在变，心理咨询也在不断发展。如今，人们已经不再迷信治疗频率；同时，人们对访谈时间的看法也经历了同样的变化。很多咨询师已将每次 50 分钟的咨询减少到每次 45 分钟。有些咨询师甚至认为访谈时间缩短是对通货膨胀的一种回应：对现代社会来说，我们应该提高咨询次数，降低咨询时间。可是，如果我们将咨询时间设定为每次 45 分钟，难道这就是一成不变的标准吗？其实，咨询时间是根据来访者与咨询师的要求及个人喜好设定的，如果来访者在咨询结束的时候陷入悲伤，我们能不能将咨询时间延续几分钟？当然可以，说到底，咨询时间需要视具体情况而定。

我们还想谈一下如何平衡心理治疗理论和实践的问题。我们常常见到很多学生和同事将不同学派不同理论的精华进行整合，然后根据来访者的需要综合运用。我们赞同 Greenberg 和 Mitchell（1998）的观点，他们曾经在对两个重要的心理分析模式（趋力模式、关系模式）的描述中提出：对人类发展问题完全不同的见解使得这两个模式和精神分析治疗过程不相容。其实，每种理论都有自己独特的观点，对心理问题产生的原因也有自己的看法，因此就形成了各具特色的治疗方式。咨询师的共情不是一种技术，而是一种感受性。共情内省模式治疗的有效性就来自对这种感受性的应用和坚持。

本章小结

我们在本章中介绍了一些对咨询不利的咨询态度，在此基础上，我们建议咨询师不要屈从于内心的"助人观念"或者一味迎合来访者的求助心理。在咨询中，咨询师要保持灵活性、接纳错误论，不要盲目自信。你要知道，无论你多么努力想要避免自身对来访者的影响都是徒劳的，咨访双方总会相互影响。此外，除了道德标准，没有什么可以用来指导心理咨询的"金标准"，有时候，我们所坚信无疑的方法也可能会对治疗有一些不利的影响；这时候，就需要咨询师具备一定的感受性来了解这些技术对来访者造成的影响。

最后，我们还强调了一点，不管来访者的问题和异常行为多具有自我破坏性，或对他人来说多么不可思议，这都是他们追求心理健康和内心统合感所做出的最好的努力（在当时的背景下）。

实践主体间心理治疗最基本的指导观点是：在特定的背景下理解来访者的主体性，这个过程会受到咨询师的影响。在后续的章节，我们将通过特定的方法提高咨询师理解和回应来访者主体性的能力。

第三章

洞悉来访者的内心：
情感协调以及共情-内省式倾听

当来访者和咨询师共同对来访者的主观经验进行感受与理解的时候，咨访双方在个人／系统、内在／人际间、言语／非言语、意识／无意识等多个层面都产生了很多变化。本章重点讨论共情内省式咨询模式，因为共情和内省对于有效的实践心理治疗来说是十分必要的。这两个过程彼此相关，是所有治疗关系的基础，也是主体以及主体间性的重要组成部分。共情与内省是主体间心理治疗的两个基本过程：如果说情感协调是一种反应模式；共情内省式倾听则是一种倾听模式。当治疗师用心倾听患者内心感受的时候，患者会体验到自己的情感能够被他人接纳。

当咨访双方试图理解对方的内心世界和情感经验的时候，情感协调以及共情内省式倾听就出现了。比如，一个人如何理解另一个人的经历？一个人如何利用自己的经验和另一个人产生联系？当理解达成的时候，咨访间到底会发生什么？对这些问题的探讨是复杂和飘忽的；而且，当我们试图澄清对心理治疗有促进作用的元素时，那些看起来很明显的结论也不那么确凿了。

虽然我们经常混用"共情式咨询"和"共情内省式咨询"两个概念，但是二者还是有区别的，后者指向来访者和咨询师自己的主体性。情感协调是指咨询师可以正确理解来访者的主体性并做出合理反应的能力。通常情况下，我们避免提及"共情"这个术语，因为共情这个词很容易让人混淆，下面我们还会对此进行阐述。相对于共情内省式倾听而言，共情式倾听的含义更广泛，该过程涉及很多因素，治疗师可以就来访者经历的情感、行为、认知等多个方面都进行共情。相比之下，情感协调则主要是指咨询师对来访者情感状态给予反应。

情感协调以及共情式咨询依托二元关系，都需要咨访双方的共同参与。确切地说，这两个过程要在来访者和治疗师主体性互动形成的"主体间场"中才能实现。需要强调的是，治疗师的主体性是理解来访者主体性的基础，但同时也是限制因素。主体性是指一个人内在经验的综合，其中也包括很多无意识内容，是一个人提到"我"的时候，亦即他的经验、行动、感情、感知、有意识和无意识内容的综合体。主体性不能脱离主体间性而独立存在，因为"所有个体，包括稳定的个性和心理现象，都需要在主体间场中得以发展和保持"，构成个体主体性的主要元素是经验组织原则，这些组织原则（通常是无意识的）是一个人对自己所经历的情感环境颇具情感意义的总结，个体生命早期与抚养者的关系对于其经验组织原则的形成有重要作用（Orange et al., 1997，pp.6-7）。

　　该理论涉及的每个元素都是互相联系、不可分割的。一个人的主体性包括其经验组织原则，它形成的背景是童年时期的"主体间场"，来自儿时和抚养者的情感经验，对婴孩给予理解和反应的抚养者的主体性在其中发挥着重要作用。早期关系背景中最关键的因素就是抚养者对婴孩情感体验的理解以及反应（主要表现为接纳婴孩的情感，并及时给予安慰）。孩子感到自己被人理解或者不被理解的经验（尤其是当他产生强烈情感的时候），就是主体性得以发展的"主体间场"；因此，没有脱离主体间性的主体性。如果想要发展稳定、积极的主体性，形成主体间场的双方必须能够体验到来自对方的情感认同、调节以及情感整合。这是一个互相影响的过程，每个成员的主体性都不可避免地被对方的主体性塑造与影响。

主体间的情感反应

　　治疗师对情感的感受性对主体间心理治疗来说是十分重要的，得出这个结论主要基于以下两个原因：

　　第一，情感是经验的组织者，我们的组织经验方式以及经验组织原则（个体通过已形成的经验组织原则来理解当下的经验）都有一个情感核心，不断重复的情感反应模式以及强烈的情感状态都会影响自我结构的发展。比如，一个性格外向的中年单身女性，当异性偶尔和她调情或者开玩笑的时候，她都感到十分焦虑、无法自控。在她早年经验中，当她同父亲与兄长开玩笑的时候，他们总是十分愤怒，这让她感到十分羞愧和尴尬。作为一个成年人，她觉得自己不应该享受被男人关注的感觉，更不能对此给予反馈。她之所以有这种想法是因为她的早年经验让她构建出一个自我认知："我是愚蠢的，是不好的。"这就是她理解羞愧体验的方式，她认为自己是这种不良体验的罪魁祸首。正因为这个经验组织原则作祟，她才会把原本让人兴奋的人际互动经验嵌入自己的经验组织原则中，之后便产生了自我厌恶的感受。

　　第二，情感认同、调节及整合对于促进来访者稳定、统一以及连续的自我经验是十分必要的。继续上面那个例子，来访者在治疗中逐渐认识到自己对羞愧和尴尬的反应，并且试图理解自己经验组织原则形成的主体间背景。也就是说，她认同并接纳了自己童年时想要被别人认为"漂亮，特别的"的心理渴望，同时认同了父亲与兄长对于她开玩笑行为的不良感受——这是她经验组织原则形成的背景。随着治疗的进展，她进一步了解自我，感到自己能够被别人理解，她强烈的焦虑感也在逐渐减退。这种情感的转化对于形成新的经验组织原则来说是十分重要的，新的经验组织原则的形成是主体间心理治疗的重要目标。如果咨询师想要成为一个合格、称职的心理治疗师，就必须不断提高自己的情感协调能力。

　　人之所以不同于其他物种，一个很重要的原因就是人类具有抽象思维能力，这种令人惊叹的智力往往会弱化或者遮盖进化适应过程中情感因素的重要性。任何有关情感治疗的研究都会强调情感现象。正如 Nancy McWilliams（1999）所说："对治疗师来说，关注情感因素是不可避免的，因为我们的治疗室里时刻充斥着来访者的情绪和感受"（p.105）。当来访者的情感表现不明显的时候，治疗师就会关注并且探索这些情感因素"缺席"的原因。此外，治疗师面对一个来访者时产生的情感体验，往往也可以为临床治疗提供有意义的信息。相比其他因素，对情感的理解是心理治疗产生效果的重要因素。

对心理治疗过程中情感协调的强调令我们置身于现代心理治疗研究的浪潮中；因为对情感体验的讨论已经不仅局限于心理动力治疗领域，其他多个领域也均有涉及。神经心理学家（Grigsby Stevens，2000；Schore，1994）、认知心理学家（Ekman，1984）、感受和体验治疗师（Gendlin，1996；Greenberg，1993）、危机干预治疗师（Krystal，1988）以及婴儿研究者（Emde，1983；Tronick，1989），都承认情感因素在个性发展中的重要作用。从主体间视角来看，情感是经验组织的基础。因此，对情感的认可、探索、整合对于新的经验组织原则的形成是至关重要的。

如果来访者在咨询室变得很激动或者麻木不仁，那么这一定和咨询师有关。"一个人出生后，就在一个不断变化的主体间场中不断调节情感"（Stolorow et al.，1999，p.382）。因此，情感体验也是咨访间主体间场的重要组成部分。在治疗过程中，任何情感状态（情感强烈或者情感缺失），都是我们了解来访者个人意义以及主体间背景下的治疗过程（咨访间发生了什么）的重要线索。主体间心理治疗师这样总结情感因素之于治疗关系的重要作用（Lichtenberg et al.，1992）：情感，对于识别和理解来访者内心深处生命早期和当下治疗过程的经验来说简直就是无价之宝。

随着心理治疗以及主体间理论的发展，情感因素已经取代本能驱力成为动机组成的中心。婴儿研究、神经心理学以及生态学的研究进展也让我们认可了情感因素在咨访双方共同感受与理解来访者主观经验时的重要意义。关于这方面有很多论著问世，而且进化心理学、心理生理学、神经学、心理动力结构等心理分支学科也开始将情感作为研究的重要内容（Plutchik，1980）。本书并没有就这些理论的细节进行讨论，但是为了提高咨询师对来访者情感的关注和理解，我们在此仅对几个公认的观念进行简单综述。

Tomkins（1962，1963）、Plutchik（1962，1980）以及 lzard（1971，1977）的研究确认了婴儿与生俱来的感情。简单地说，婴儿与生俱来的情感可以分为积极和消极两大类。根据 lzard（1971）的类型理论，婴儿天生具有兴趣－兴奋、兴奋－愉悦、惊讶－惊恐，害怕－恐惧，苦恼－痛苦，生气－愤怒，厌恶、轻蔑、羞愧－羞辱等情绪类型。Tomkins（1962）提议可以将情感分为兴趣、惊讶、高兴、痛苦、恐惧、厌恶、愤怒等几个方面。因此，从上述两个基本情感理论来看，苦恼以及满足是所有新生儿都具备的基本情感，此后随着婴儿的不断发展，情感的分化也越来越细腻。

我们可以将这些固有的、可以观察到的情感视作个体对内在和外在刺激的反应。当我们感到躯体不适的时候（比如饥饿、疼痛、疲惫），恐惧、苦恼等负性情绪就会出现。当婴儿哭泣或者尖叫的时候，细心的抚养者就会立刻行动起来，缓解婴儿的不适感。当婴儿发出满意的咯咯声的时候，婴儿对某事物专注的表情也会得到父母或者其他抚养者的认同。情感信号对于婴幼儿的生存和发展是十分重要的，它们提醒抚养者应该及时缓解婴幼儿的情绪或者给他们一些适当的反馈。如果这个互动过程进展良好，抚养者和婴儿就共同创造了一种模式，这种模式让婴孩感受到他人对自己的关注。

Lichtenberg（1989，1992，1996）等人将情感的生物因素与心理动机结合起来，提出五个相互联系的动机系统，每个系统都涉及一个影响终身的特征性情感因素：① 同生理需要有关的心理调节；② 依恋或者归属需要；③ 探索和认同需要；④ 通过对立或隔离表达厌恶的需要；⑤ 感官满足或者性满足的需要。

　　　在婴儿期，每个系统都会影响婴儿和抚养者互动时的自我调节。"自我"是启蒙、组织以及整合动机的中心，在启蒙、组织以及整合动机的过程中收获的体验就是自我感，体验亦有主动和被动之分。动机性体验的有效性取决于婴儿和抚养者之间情感交互的方式。生活经验就是人们有意或者无意地寻求欲望与需要满足的过程，而这个过程是通过在生活事件中寻找让我们获得经验满足的情感来实现的（Lichtenberg，1989，pp.1-2）。

　　生活经验、感情、需要、动机都是独立运作的。举个例子，Lichtenberg（1996）等人提出：与依恋动机系统有关的情感体验包括"关爱、信任、爱、满足、慷慨、骄傲、尊重、勇气、乐观以及道德感"等。除了这些美好的感受，气愤、怀疑、嫉妒、恐惧、羞愧以及罪恶感也会同样能强化依恋感（p.128）。互动模式来自那些影响我们依恋体验的生活经验，个体在互动过程中也形成了特征性的情感组合，这些情感组合会影响我们满足需要的方式。那些与认可、抱负以及感官愉悦有关的体验最早来自个体的早年经验，并且会在以后的生活中不断得以重复。当然，除了关注情感，我们还要关注来访者的需要以及组织经验方式。

　　情感是内在体验的信号和放大器，同时也是对外在环境刺激的反应；它让我们关注正在发生的事情并且指导我们寻求需要满足。从最开始，它就是个人和人际互动经验的重要组成成分。Emde（1988a，b）阐述了一个基本观点，他认为，在抚养过程中得以表现和调节的主观情感体验在促进自我发展方面有一定的适应功能；也就是说，主观情感体验能够维持和扩大自我系统的三个方面：① 自我经验；② 别人的经验（比如依恋对象）；③ 自我与他人相关的经验，或"我们"的经验（1988 a，p.37），这几个方面是密切关联的。借由抚养环境中的情感表达，我们的经验组织原则逐渐形成（用 Emde 的话来说，经验组织原则就是自我的"工作模型"）。在其他研究工作中，Emde 和 Sorce（1983）把抚养者能够提供的情感视为导致婴儿情感满足以及好奇心发展的主要因素。Orange（1995）认为治疗师提供的情感是成年人接受心理治疗时重要的主体间背景，是在安全的环境中对来访者情感进行协调和反应的准备。

婴儿研究和情感理论的发展给临床心理治疗师们提供了一张"地图"。它不是一个标出大街小巷以及路标的街区图，也不是一个标注出线路的路线图；但是这个"地图"可以帮助咨询师理解来访者的情感表达。之前有关情感反应的观点并不是一个笼统的发展观，它提供给我们一个关于发展的背景性、动态性视角。我们之所以在此阐述这些观点，是想帮助治疗师了解来访者和主体间有关的情感表达。比如，个体童年时期同抚养者的"互动模式"让其体验到一种特殊的情感，围绕这些情感形成了自己的经验组织原则；那么，治疗关系就要让来访者重新体验到依恋和认可。来访者在治疗过程中体验到的新的情感有助于其建立新的经验组织原则。在治疗中，我们经常会产生各种各样的疑问，比如，来访者是不是想让我们看见他内心深处的自豪感和表现欲？当来访者不知道说什么的时候，我们是否能够感受到他的紧张？对于这些问题，如果我们不探索，我们就不会知道来访者感受背后的意义。然而，如果我们坚信情感因素非常重要，并且能够对其保持关注，那么我们就已经搭起了咨访双方共同感受和理解来访者主观经验的平台。对治疗师而言，我们也需要以情感为线索去探索情感背后的个人意义。

正如 Emde 所说（1988a）："情感总是和那些极为重要的生活经验相连，是意义和动机的组织者；它能够帮助我们了解来访者的经验。在婴儿时期，抚养者给予我们的情感是早期成长经验中最重要的成长促进因素（p.32）。"我们承认，婴儿时期的互动模式同治疗关系中的互动模式并不完全相同，因为来访者毕竟不是婴儿，咨询师也不是父母。但是即便如此，咨询师对来访者情感体验的认可和分享对于有效的心理治疗来说仍是十分重要的。

Stolorow（1987）十分强调咨询师对来访者情感状态给予反应的质量。考虑到不断发展变化的自我，他还重视能够将自豪、效能感、愉悦感、自尊、自信等情感体验整合到个人经验中的关系（p.68）。相比之下，如果一个人在生命早期就体验到安全感、力量感、幸福感；这说明抚养者能够及时抚慰婴儿的愤怒和焦虑，对这些不良情绪进行了较好的整合（p.68）。他们认为婴儿特定情感状态（消极或积极）与抚养者提供的情感有关。为了发展孩子合适的抱负和积极的自尊，抚养者必须接受并认可孩子早期的学习和表现欲。为了促进其包容和调节情感的能力，抚养者必须在孩子不安的时候及时给予抚慰。因此我们可以推断，治疗师准确判断来访者情感的能力依赖其情感反应的质量，来访者情感状态的正确判断有利于来访者的心理成长（当然也会影响治疗师）。

婴儿与抚养者乃至患者与治疗师会形成一个动态的二元系统，这个二元系统涉及自我系统以及互动调节系统（Beebe & Lachmann，1998）。二元系统中双方的情感唤起是可以进行调节和改变的。了解治疗过程的意义是很有必要的，我们在后续章节会谈到这些。然而，我们发现，对一个系统而言，个体的任何感受和行为都是系统运作的结果；而不是专属于个体自身的。正如我们在上文提到的，Emde（1988a）认为自我系统可分为三个部分：自我经验，他人的经验，自我与他人的经验。此结论同样适用于二元系统，也就是说，无论个体专注于自我系统的哪一个部分（自我经验，他人经验，抑或是自我与他人的经验），这些感受和体验都和二元系统密不可分。因此，我们只能在这个二元关系的背景下，通过了解对方的自我体验与情感调节来认识对方。

Beebe 和 Lachmann（1996）认为情感因素对于"咨访互动组织特点的三个原则"是十分重要的（p.7），这几个原则来自同样适用于成人治疗的婴儿研究。这三个原则是：① 不断进行的调节；② 破坏和修复；③ 特殊的情感时刻（笔者认为特殊的情感时刻是双方共同构建的）。咨访双方对互动的进行都有着自己的期望；同时，来访者的状态也因互动而改变。这些时刻具有整合作用，因此可以改变移情。特殊情感时刻的治疗作用可以通过状态的转化来实现，状态转化又可能引起自我调节范围的扩大以及互动调节模式的改变。

对主体间理论来说，既然经验是围绕情感组织的；那么，改变情感体验就可以为新的组织经验的形成提供机会，同时还会促进自我调节和感情状态的共享。

我们希望扩大对共享情感体验的讨论，使之不再局限于相互调节和影响方面。根据我们对人际间情感表达的讨论，我们可以理解个体出生时的主体间影响与调节。出生后 7—9 个月，婴儿就渐渐发展出了识别共同情感体验的能力（Stern，1985）。当婴儿表达出某种情感，而抚养者又给予婴儿适当回应的时候，婴儿就会感受到对方此刻正在感受着自己所体验到的主观感受，对此，Stern 给出以下例子。

一个 10 个月大的女婴拿着拼图板中的一块拼图，抬头望向妈妈，昂着头，使劲地拍手，时而翘起自己的身体。妈妈说"哦乖，我的宝贝"。妈妈在说"乖"的时候，故意加强语气并拖长声音，这其实就是对婴儿愉悦感受和体验的一种回应。(p.141)

Stern 将这种状态描述为情感连接，是一种共享体验的主体间经验。所以，对于一个二元体系来说，在一方影响和改变另一方情绪唤起状态与行为的时候，双方不仅产生相互影响，有时候两个主体还会体验到相同的情感经验。当其中一方关注另一方情感的表达，并且给予令对方满意的情感反应的时候，这种情感共享状态就会发生，这种状态是充满能量的，也十分有利于治疗。婴儿研究还告诉我们很多婴儿前语言阶段经验的意义，它们认为这些情感共享状态给我们一个机会；通过这个机会，共情式咨询就会引起咨询师对来访者的情感反应。同样的，当咨询师对来访者的情感给予合适反应的时候，来访者就会体验到自己被他人接纳和理解。总之，双方的经验共享有助于情感连接的形成。

情感影响早期经验组织原则的另一个例子是依恋。随着婴儿的成长，婴儿能够知晓他的需要，并识别他的痛苦，以及保护他、安慰他的抚养者发展出的一种亲密关系，这就是依恋关系。除了给予安慰和照顾，细心的抚养者还可以促进婴儿的好奇心发展或者提供适当的刺激。当孩子感到开心、好奇或激动时候，理想的依恋关系会让婴孩在感受到安全感的同时，帮助他们了解与探索这个世界；而不会受到焦虑、害怕、痛苦等不良情绪的影响。同时，愉悦感和兴奋体验，以及他们和成人共享的开心体验可以促进其学习与发展。也就是说，情感状态是一种节奏，借由这个节奏，孩子的成长之歌慢慢展开。情感是婴儿主观感受的重要部分，也是一些种子，经验组织的模式就围绕这些种子而萌发。情感也提供了依恋形成的可能，是"关系"得以形成的基础。

情感因素在自我及关系体验中具有重要作用，因此与情感有关的问题也容易导致心理困扰。如果同样的情感状态不断重复体验，而且不会受到环境的修正，婴儿就会为了保持心理平衡而发展出一种自我保护模式。比如，婴儿或许会转过脸去，停止人际交往，号啕大哭，或者吸吮手指。虽说这些外显记忆对于来访者来说已经十分模糊甚至几乎不记得了，但是我们可以在治疗中唤醒他强烈的或者曾经被压抑的情感状态；因为这个情感状态对于经验组织来说十分重要，而且对于我们对来访者的了解也是十分重要的。

同我们上面讨论的问题差不多的一个问题是，在调节或者克制情感方面，来访者的情感体验有时候会显得有些空洞、淡漠、未分化。在某些情况下，我们上文中提到的其生命早期就出现的情感隐而不显，因为有时候婴儿为了保持与抚养者的联系，他们不得不否认或者隔离这些强烈的情感，而这些做法往往会导致心理问题的产生。他们长大成人之后，可能缺乏对生活的激情，对任何人或者事物都好像缺乏相应的情感和感受。对于这样的来访者，治疗师必须注意到他们的情感缺失以及情感分化障碍或者躯体感受与情感状态的关系。在后面的对自体客体机能的讨论中，我们会介绍更多治疗师激活并分化患者情感经验的方法。在此，我们仅需强调治疗师承认来访者情感表达的重要意义，因为情感表达是来访者经验的最重要的组成部分。

我们在此简单概括一下治疗师对来访者进行情感反应的方法。首先，他必须能识别来访者自身不能识别的情感。来访者或许不能识别他自己正在经历的感受或者难以形容自己的感受。通过帮助来访者识别、命名、区分这些情感，治疗师就帮助来访者完成了自我认知的过程。其次，治疗师还需要对自豪感或者其他的一些类似的情感给予强化与确认，这可以帮助来访者巩固其体验愉悦与幸福的能力。最后，通过关注、接纳、调节来访者的负面情绪（比如焦虑、害怕、悲伤、气愤），治疗师可以促进来访者的自我整合。这些做法有利于增强来访者的统合感以及自我经验的连续性。当然，情感经验的整合和调节可以增强他们的主观感受。在治疗过程中，治疗师会影响治疗，同时也会被治疗所影响。

我们还要强调关注情感和共享情感经验的区别：前者是随着心理治疗实践而发展起来的技术，它随着治疗实践的发展而使经验不断更新；后者则是一种理想状态，是治疗师根据对来访者主观性的观察而发展起来的。

共情内省式倾听以及主体间理论

共情是我们经常用到的术语，但是人们对它的了解并不全面。同其他概念一样，我们多多少少都了解共情的意思，但是往往难以做出精确的解释。心理学家认为共情是心理治疗之所以能够发挥作用的重要因素；主体间理论认为对于共情内省式咨询来说，共情式倾听是咨询师了解患者主体性的桥梁。咨询师基于共情式倾听的情感协调会让来访者产生一种特殊的情感体验，他们觉得自己能够被接纳与理解，这也是新的组织经验得以形成的基础。

在第一章我们就介绍了 Kohut（1959）和 Stolorow（1994a）对共情问题的讨论：Kohut 认为共情其实是一种观察状态，而后者则认为共情是一种情感连接。为了消除对于共情的误解，Stolorow 指出：共情及其他相关的术语其实都是了解来访者主体性的一种心理分析方法。两个个体想要发生情感连接，就必须感受到自己能被对方接纳和理解，由此他提出了"情感协调"这个概念（p.44）。本章重点讨论咨询师为了解来访者内心世界所做出的种种努力，这种共情模式类似一种心理分析式的观察。此外，我们还介绍了患者的情感历程以及咨询师的倾听技巧，关于主体间背景中的关系问题以及对共情的解释（比如，将共情作为人际间强烈的情感联系），将在下一章进行重点阐述（Kohut，1982，p.373）。

共情式咨询的目的是帮助咨询师了解来访者的内心世界。虽说传统的自我心理分析也可以帮助治疗师了解来访者的经验，但是主体间理论认为，咨询师对来访者所谓的理解其实都是具有主观色彩的，受到咨询师自身主观性的影响。既然我们的工作是以来访者为中心，如果来访者分享的经验都要经过治疗师自身的过滤；那么我们就永远做不到完全了解来访者的内心。

倾听来访者，了解来访者的生活背景，给来访者理解性的反馈是共情式咨询的重要元素。"从来访者的角度出发"是我们临床工作面临的一大挑战，践行主体间理论意味着在保持我们主体性的基础上，了解来访者生活的固有模式（Atwood & Stolorow，1993，p.28）。"了解"另一个人的主体性，就是共情式理解的内涵。

经由共情式咨询获得的"理解"与来访者的经验相关。精神分析理论包括很多与内在心理历程有关的复杂概念，尤其是无意识的心理动力。作为咨询指导原则，它们会让咨询师远离来访者的内在经验。然而，当治疗师对来访者的反应接近真实情况的时候，我们就称之为协调的反应。想要成为来访者眼中情感协调的咨询师，咨询师的反应对来访者来说一定是合适、合理的。情感协调是来访者的感受。我们当然并不是说情感协调单指来访者的个人感受，我们只是说，咨询师的反应（基于对来访者个人事实的理解）是对患者情感和理性的共鸣；这种反应并不是牵强附会的、批判的或者违背事实的。

基于对共情式倾听和情感协调的理解，我们还可以得到以下结论：主体间理论从来不会提前设定来访者经验的内容或者意义到底是什么。因此，我们不会对来访者的异常行为提前进行假设。主体间理论仅仅提醒我们，正如我们在第一章所说，① 人们是相互影响的；② 人们总是不可避免地围绕自己不断重复的人际交往模式及相关的情感状态组织经验；③ 一个人自我感受的有效性与稳定性决定了生活的各个方面；④ 咨访双方对一个人主观经验共同的感受与理解过程以及被他人接纳的感受为新的经验组织原则的建立奠定了基础。基于这些假设，我们要努力探索来访者的经验，并且阐述我们对来访者经验的理解。

一般而言，治疗性访谈都会受到三个方面的影响：① 我们的假设；② 我们的态度；③ 我们的主观感受。我们的假设关注相互影响以及人类经验组织的本质。我们的态度是指我们要信任来访者一直在努力追求健康协调的状态，不能对来访者的经验的意义进行提前揣测；要试图理解来访者，而非修复他们。我们对来访者主观性的理解会受到我们自身主观性的限制，然而，主观性也是我们借以了解他人的重要来源。共情内省状态中的内省是指以下两个过程：① 内观自我——反省我们自身是否拥有与来访者经验相符合的线索；② 了解我们对主体间场的影响与贡献（Stolorow，1994b）。我们所了解到的是在当下的主体间背景下，我们此刻的情感、联想和意义。因此，内省可以让我们走进来访者及我们自己的内心。

为了更好地说明共情内省式咨询的"理解"的本质，我们举一个简单的例子。需要注意的是，来访者有时候也意识不到自己的经验，咨询师对患者经验的支持和接纳与"热情"不是一个概念（人们通常认为热情就是共情）。探究来访者的情感是了解来访者经验的重要因素。

一名女性，40 岁出头，全职太太，是三个孩子的母亲，在首次治疗的时候就谈到了她最好的朋友和她好朋友的丈夫。她很关注这个朋友的丈夫，认为他作为一个父亲是不称职的，因为他不理解自己的孩子，在为人父母方面显得十分笨拙。来访者起初并没有意识到自己对这对夫妻的关注，也不知道自己为什么会关注这个丈夫的"不称职"。咨询师首先探索来访者和她朋友在抚养孩子方面的一些信息，想知道她小时候是不是和朋友家的孩子有同样的成长经验（在忽视中成长）；她和父母亲的关系怎么样；她的父母是不是对她没有兴趣，不关心她，而对她的要求却十分严格等等。尽管治疗师给她积极和支持的回应，她依然十分困惑并且为朋友的教养方式感到不满，由此可见，治疗师最初的视角（来访者之所以关心朋友的教养方式，是因为自己成长于一个类似的家庭环境）与来访者的主体性并不匹配。随着访谈的深入，治疗师了解到，来访者内心其实很害怕自己像朋友一样不能理解孩子；还担心自己偶尔的粗暴或严厉会伤害孩子。这时，来访者和咨询师终于明白她关注别人教子方式的原因了。

治疗师对来访者担忧的接纳与理解为后续治疗的展开奠定了良好基础，比如对来访者和父母情感连接情况的探索。总之，治疗师对来访者自我感受（她觉得自己是不称职的，不敏感的）的理解开启了治疗的新方向。

为了进一步阐述共情内省模式的内涵，我们再举一些不符合共情内省模式的反例。通过我们对初级治疗师的督导，我们注意到他们对共情普遍存在着误解，认为共情就是给来访者积极的回应。在案例汇报的时候，他们总爱这么说："我真的很努力地与来访者共情"，然后继续描述自己是如何支持来访者，排解他们的焦虑情绪的。初级治疗师做出的这些干预让我们关注着这样两个问题：共情到底是什么；主体间心理工作者怎么做才算做到共情。为了进一步阐述这种概念上的困惑，我们再举出一些在督导中遇到的有关共情的其他误解。

首先，最常见的就是误以为共情等于同情。同情是两个人经验的一致性，一个人的感受和另一个人的感受相似。面对同一个事情，两个人的反应是协调的。然而，共情式倾听则是基于一个人对另一个人情感经验的代替性的经验以及这个情感经验对第二个人的意义。我们并不关注在一个相似背景下我们的感受，而是关注我们如何感知来访者的感受。这两者的区别是很大的，主体间心理治疗将共情内省模式视为心理咨询的基石，把来访者的主观感受放在首位。

共情和同情的主要差别在于，共情是指对来访者经验的一种倾听方式，而同情则是治疗师对来访者与治疗师相同经验的一种反应。举例来说，一个来访者为了完成任务，周末还要工作，疗师可能回应说："噢，你为了完成工作而失去一个周末，对此你感到十分愤怒。"这种回应基于来访者给出的特定信息，"愤怒"是如果咨询师遭遇了来访者类似的事情可能会有的反应。虽说我们支持治疗师在治疗中阐述自己对来访者经验的理解；但是这么做的同时，必须抱有一种十分谨慎的态度，因为治疗师有可能会理解错误。我们要记住一点：关键问题不是治疗师的想法与感受，而是来访者的想法与感受；治疗师如果想要更好地探索来访者的主体性，需要对同情和共情的不同保持警惕。

第二个误解在于认为共情是一种反应方式，即治疗师认为对患者个人行为的认可就是共情。有时候来访者发现这些干预是令人满意的、有效的或者是讽刺的、空洞的、苛刻的；但无论患者如何理解治疗师的行为，这种反应的出发点依然都是治疗师本人，而非基于治疗师对来访者的理解。因此，当回应"你真棒""我为你自豪""太厉害了"的时候，这都不是主体间理论所提倡的共情内省式咨询。这些干预虽然也是一种干预技术，但是他们不是基于对来访者主体性的正确理解。共情内省模式的实质不是说治疗师一定要十分接纳、中立或者和颜悦色，即便这些回应很有治疗作用。真正的共情是指理解来访者经验的方式，而不是治疗师对这些经验的回应。

基于共情式咨询的回应不会减弱或者重构来访者的经验。先让来访者感觉较好的干预（告诉他们存在"灾难化""非黑即白"的认知缺陷）并不是真正的协调性反应。比如，一个在人际交往方面有强烈焦虑的患者总是将同事偶尔的唐突理解为对她的拒绝。不管如何说服或者验证都无法让她放弃被同伴排斥的假设。通过多次类似的体验，咨询师和来访者才能了解来访者的自我感知：我是一个包袱；别人无法甩掉我，才不得已同我在一起。由于这种经验组织原则充斥着来访者的主体，所以简单的认知调节并不能缓解其焦虑体验。只有当治疗师真正理解了来访者小时候的经验（追求完美的母亲总是对自己感到不满，要求过高），来访者才变得不那么焦虑。

当主体与客体相互接纳的时候，心理治疗继续探索的对象就是经验之于患者的个人意义。我们的一切天赋，比如性别、智力水平、早期受教育水平、种族，家庭结构等等，都不能简单地总结为个体的主体性；然而，围绕这些天赋条件所创造出来的个人意义则是十分主观的。但是，想要了解经验的事实真相对治疗师来说却又是十分困难的，甚至是徒劳的；而且还会让来访者感到正在受到责怪或者误解。当患者个人想要探索或者治疗师感兴趣于环境对患者的意义的时候，关注客观环境以及它们在治疗中的作用才是有必要的。从我们的角度出发，当治疗师开始关注来访者生活真相的时候，助人焦虑、想让自己被称为"合格治疗师"的愿望就被激活了。

一个很有魅力的中国女性，30 多岁，对同工作有关的社交场合有着妄想性的恐惧。在治疗过程中，来访者这样描述让她感到恐惧的人际关系：别人给她的偶尔一个眼神或者评价，都会被她理解为别人一定是觉得她很愚蠢、奇怪甚至变态。治疗师认为来访者的这些结论其实都是其内心自我主观感受的投射。当治疗师试图探索事实真相的时候，治疗总不可避免地走向误解与破坏。来访者会感到治疗师并不相信她，不接纳真实的她。当治疗师关注她在当时场景下的主观感受的时候，治疗师会有这样一种感觉：接纳并认可患者近乎偏执的主观感受就意味着自己与患者一起歪曲事实。这位治疗师一直高看自己尊重客观事实的能力，甚至引以为豪。只有当患者觉察到治疗师其实并不接纳真实自己的时候，治疗师才能明显感受到咨访双方的互动。治疗师试图通过认知的调整（告诉患者其实是她自己误解了别人对他的看法）推翻患者对别人的错误感知。由于该治疗师并不能从患者的角度理解世界，治疗师让患者觉得自己十分私密的个人感受对别人来说是一种冒犯。

以下案例描述了一个与自己情感失联的女性。Kim 对于她的治疗师来说是一个挑战，因为她对自己遇到的问题都要给予攻击。Kim 的态度让治疗师进退两难，她为什么不能创造她一直渴望的充满亲密与满意感的生活？治疗师仔细地倾听来访者和同事以及家庭成员之间那些让人沮丧的交往过程。随着时间进展和了解的加深，一幅"Kim 早年生活图"（还包括家庭气氛）慢慢浮现在咨询师脑海中。治疗师发现了 Kim 对日常生活事件重复性的情感反应，觉察到其经验组织原则中的无价值感和自卑感；而且 Kim 为了与别人保持关系连接压抑了自己的情感。

有一个患者，36 岁，对于这个年龄，她看上去既显得太老，又显得太年轻了。首次咨询的时候，她不知道如何开启谈话，后来她告诉了治疗师前几天她与朋友的对话。这个故事同患者朋友的女儿有关，患者朋友的女儿，25 岁时候生了孩子，一周之后孩子夭折。该女生的外婆和母亲都在尽力安慰她。起初，患者强忍着不流泪，后来实在压抑不住，任凭眼泪流淌。她一边哭一边看着治疗师，好像在问治疗师自己为什么会这样。双方也就这个体验进行了探索，起初，患者不知道自己为什么如此感动于这个故事。她的过往经历、心理渴望或者自我感受好像同这个故事并没有什么联系，可是她就是感到无比悲伤。

坐在来访者的对面，治疗师试图了解该来访者选择这个故事并且为此伤心落泪的意义。患者有一个十分严厉甚至粗暴的母亲，她母亲认为抚养孩子就是要把他们培养成骄傲、坚强的人。当她的孩子抱怨自己头痛或者嗓子痛的时候，她总是说："没关系，你到了学校就没事了。"事实上，她的母亲是一个韩国人，她下决心要培养自己的孩子成功地在美国立足，但是这个代价是巨大的。两年前，患者开始意识到自己是在用"工作狂"的方式与无休止的社交计划来掩饰自己亲密感缺乏和家庭观念缺乏的生活，患者也正是因此进入了治疗。在接受治疗的时候，她不顾一切放声哭泣的行为同她一直以来一丝不苟、有条不紊的生活态度并不协调。当治疗师把患者对这个故事的理解表达出来的时候，患者还在哭泣。她回忆起自己的童年，她 5 岁的时候，去学校上学，由于自己不会说英语，谁也不认识。在她最需要帮助的时候，她的母亲对她置之不理，决绝地离开她。

　　这个案例向我们传达了一系列重要的治疗任务。对这个患者来说，体验自己的情绪以及情绪与其早年生活乃至当下不满的联系需要很大努力。她并不是性虐待的受害者，在和工作的很多方面她都能较好地应对。她情绪问题的根本原因是亲密感的问题。

本章小结

　　对主体间心理治疗来说，倾听和能够促进患者情感认可、调节及整合的情感反应能力是十分重要的。我们对自己情感的接纳度越高，我们越容易与他人在情感上建立亲密关系。

第四章

关系的重要性

精神分析学派自诞生以来，其理论和观点就被后来的实践者不断改进和修正。在精神分析发展初期，弗洛伊德曾提出和神经症形成有关的"儿童期性虐待"对于心理问题的产生与治疗有十分重要的影响。在弗洛伊德接诊的各类患者中，有很大一部分是患有歇斯底里症的年轻女性（"歇斯底里"一词来自希腊语，原意是指女性体内四处游走的子宫）。在 19 世纪后期，歇斯底里症被认为是女性特有的心理障碍。通过运用催眠术，弗洛伊德发现，这些年轻女性小时候都受到过来自父亲的性骚扰或者性侵犯，只是这些痛苦的记忆被压抑进入潜意识。基于这些治疗经验，他认为人之所以会罹患神经症，是因为他们幼年时确实受到他人的（往往是重要的家庭成员或朋友）的伤害。用现代心理学术语来说，弗洛伊德的精神分析术多半是用来帮助那些创伤后应激障碍的患者。

然而，随着治疗经验的不断积累和细致的观察总结，弗洛伊德推翻了之前有关神经症发病原因的假设。他认为患者能够回想起来的"真实"经历其实并不是真实发生，它们只是儿童期的幻想或者期望。这个观念的转变使神经症的发病理论由精神创伤论逐渐发展为"孤立心灵"理论。弗洛伊德认为患者记忆中的性侵犯事件其实都是他们儿童时期由于恋母或恋父而引发的幻想，并非真实事件。当我们回顾这些理论发展史的时候，我们不得不感慨，从弗洛伊德至今，对"虚假记忆"的讨论已经持续 100 多年了。

弗洛伊德对理论观点的修正标志着"孤立心灵"理论观点的诞生。该理论关注并分析个体"孤立心灵"的内部期望与防御的冲突，对人际互动等问题关注很少；甚至认为对个体心理治疗来说，探讨"关系""互动"等问题是没有任何意义的。也就是说，该理论认为心理问题完全产生于"孤立心灵"的内部期望与防御的冲突，同"不良的人际互动"毫无关系。

对精神分析理论来说，"孤立心灵"这一观点的影响十分深远，目前还有很多人对此坚信不疑。然而，从 20 世纪 50 年代开始，很多心理学家在 Fairbairn 和 Winnicott 提出的客体关系理论的影响下，对"关系"问题进行了深入的思考；与此同时，Harry Stack Sullivan（美国心理学家）提出"人类精神或心理问题产生于不良的人际互动"，这个观点无疑给传统的"孤立心灵"观点带来重大的挑战。1988 年，随着 Stephen Mitchell 的《精神分析中的关系问题》（*Relational Concepts in Psychoanalysis*）一书的出版发行，"人际互动""关系"等问题才受到广泛的接纳与重视。这本书的发行堪称精神分析理论发展过程中的革命性事件。该书以"关系"理论为基调，综合介绍了英国客体关系理论、人际关系理论、自我心理学等多个与"关系"问题有关的理论。

随着对"关系"问题重视程度的加深，精神分析理论的基本观点和实践技术也发生了相应的变化。很多现代精神分析师都承认咨访关系的重要性，认为良好的咨访关系对于有效的心理治疗是不可或缺的。然而，到底是咨访关系中的哪些方面对治疗有推进作用，对此我们还不能给出明确的答案。

美国精神分析协会前主席 Heinz Kohut（1959，1966）对精神分析理论的发展做出了重要贡献。1971 年，他首次提出我们应该在坚持"孤立心灵论"和"本能驱力论"的基础上，将精神分析理论和技术应用到自恋式障碍的分析与治疗中，该理论为精神分析理论注入了新鲜的血液。有人曾认为有自恋问题的患者之所以不能适用于自我精神分析治疗，是因为他们不能在治疗中发展出移情性神经症（引发神经症的心理冲突在移情中重现）；而 Kohut 认为这些患者虽然不能形成典型的移情性神经症，却可以发展出自恋式移情（自恋式移情的概念由 Kohut 提出）。Kohut 认为患者对咨询师发展出的自恋式移情具备三个特征：**镜像移情**，患者渴望获得自己所崇拜的人的接纳与认同，进而促进自我接纳与认可；**理想化移情**，渴望通过与自己崇拜的、强大的人物的连接而得到保护与强化自身崇拜的品质；**孪生移情**，患者把咨询师当成另一个自我，虽然互相独立，但心心相印且心有灵犀，可以完全了解自己所想。这三种移情统称为自体客体移情，它们分别描述了三种咨访关系类型。借由不同的咨访关系，患者试图满足之前一直渴望但是未得到满足的自体客体需求。对 Kohut 而言，患者之所以发展出自体客体移情，是因为他们想要在当下的咨访关系中获得某种体验。这种体验本应该产生于婴儿时期和抚养者之间（这对婴儿发展出健康的自恋特质是十分必要的），可是由于种种原因没有得以实现。健康的自恋具备以下三个特点：不脱离现实的理想、效能感、相信自己是可爱的。需要强调的是，Kohut 和此后的很多自体心理学家都认为，个体如果想要发展出"健康、统合、连续的自我"，"关系"背景是十分重要的；只有在这个关系中婴儿的自体客体需要通过抚养者的情感协调得以满足，个体才有可能发展出健康的自我。也正是因为如此，如果抚养者给予婴儿的反应并不协调，个体就有可能出现心理问题。

然而，Kohut 在将上述理论整合到自我心理学理论框架中的时候却遇到了一些麻烦。由于他本人十分重视借由"关系"产生的镜像移情、理想化移情以及孪生移情的重要性，而对"关系"的重视是不符合"孤立心灵"的初衷的；因此这两种理论出发点上的矛盾令他十分为难。"孤立心灵"理论认为咨询师是患者投射其内心冲突的屏幕；精神分析关注的是"孤立心灵"的运作，"关系""他人"等字眼对于心理治疗过程来说是可以忽略不计的。

就 Kohut 对自体客体移情的理解而言，个体对"关系"的体验是十分重要的。也正因如此,Kohut（1977,1984）发现自己的理论逐渐偏离了"孤立心灵"的基本观点，有回归弗洛伊德早期理论的趋势（弗洛伊德早期曾经提出心理问题产生于不健全的关系）。

为了能够准确描述自体客体移情的"关系"本质，Kohut 引入了自体客体关系这个概念。对于逐渐长大的孩子来说，抚养者提供的自体客体功能可以帮助孩子发展出统合的自我结构；而那些自体客体经验不足的孩子和成人则更容易发展出不健全的自我结构。Kohut（1984）将自体客体形容为"帮助我们发展自我感的自己与他人的关系体验"（pp.49-50）。换句话说，自体客体是这样一种客体，它可以为我们提供健康自我所需要的心理机能；而这些心理机能又可以促进自我统合感的发展或恢复。

Kohut 首次提出精神分析适用于自恋式人格障碍的分析与治疗，此后，他又提出这样一个观点:"所有人，不论心理健康与否，一生中都需要自体客体关系的支持，以保持其自我统合感。"根据 Kohut 的观点（1984）:"自体心理学认为自体－自体客体关系是所有人精神世界的本质，那些所谓的从依赖他人（共生）到完全独立的蜕变过程根本就不存在，甚至比生物界所谓的从需氧生物到厌氧生物的转变还要荒谬（p.47）。"从这个角度出发，婴儿和抚养者之间不良的自体客体经验是所有精神心理问题的根本原因，所有患者也或多或少具备一些自我结构上的缺陷。

Kohut 在其论著中详细阐述了自体客体经验的作用。既然情感是自我经验的组织者（参见第一章、第三章），对于主体间理论而言，自体客体机能从根本上符合人们对情感和自我经验整合的需求，人们对自体客体关系的需要也符合人们对情感协调的需求（Stolorow et al，1987，p.66）。

对咨访关系中能够促进患者发生良好转化的那些方面，我们至少能够给出一部分解释。自体客体机能中"情感协调"的部分就是"关系"之所以促进自我统合感、自我经验积极化的重要方面。从这个方面来说，自体客体机能就不再局限于 Kohut 所提出的镜像移情、理想化移情和孪生移情。到目前为止，所有与他人互动的经验，无论是言语的还是非言语的，只要能够促进情感与自我经验的整合，都可以称之为自体客体经验。

自体客体经验是与"关系"有关的现象。细心的抚养者会及时满足婴儿的需要；朋友或者亲人会如此对待他们爱的人；治疗师会整合自己的理论假设及通过共情获得的信息，给患者一个合理的解释，并倾听来访者的情绪、识别他们的无意识活动、探寻自己同来访者的相似之处，企图从来访者的角度理解他们的内心世界。其实，这些活动不一定会给患者提供其所需要的自体客体经验，因为经验的本质还是取决于患者自己对这段经验的理解。治疗师试图提供协调的情感反应，患者对这些情感协调的经验进行组织。心理治疗过程中良好的转变到底能否发生，就取决于这个二元的动态系统——关系。

我们将那些能够促进情感整合和自我统合感的经验统称为自体客体经验，就如同暗示所有的自体客体经验对当事人是有益的。其实，现实生活中不仅仅只有好客体以及有益的自体客体经验，还有坏客体和具有破坏性的关系，也就是说，现实生活中还有很多关系与分裂、创伤、防御有关。然而，这些就是所谓的坏的自体客体经验吗？不是的。其实，自体客体关系在本质上都是可以促进个体成长的，它们能够促进自我经验的转变，提高情感整合和自我统合能力。我们将在第六章对上述这些具有组织性但是不能促进个体转变的、所谓"坏的"经验进行阐述，帮助大家厘清什么才是真正的自体客体经验。

自我心理学与主体间理论的一个基本假设是人类都在追求一种健康协调的状态，即便是那些失调的或者适应不良的行为也都是患者追求健康状态的一种表现形式。人们总希望投身于一段新的关系，从这段关系中体验到新的自体客体经验，满足自己曾经渴望但是没有实现的心理需求。这其实就是患者追求健康协调状态的证据之一。对大部分患者来说，他们没有退缩到抑郁或隔离的心理状态，而是选择与咨询师建立新的关系，并从这段关系中寻找自己一直渴望得到的自体客体经验。这种行为本身就是值得赞扬的，因为行为的背后是对健康的追求。

对健康状态的追求还表现在人们对创伤体验的回避方面。我们举个例子来说明患者"消极的治疗反应"这个概念。弗洛伊德（1932）曾观察到一个现象：当他给一些患者提出所谓"正确"解释的时候，患者反而变得更糟糕。对于这个现象，不同的心理学家会给出不同的解释。有些人认为患者是在故意挫败咨询师，有些人认为患者内心深处有一种受虐倾向，或者这是一种无意识罪恶感的体现。然而，如果我们从追求健康状态的角度探索患者的这种"消极"的反应，我们就会发现，患者有可能在所谓的"正确"解释中体验到一些威胁，所以才会反应"消极"；而咨询师和患者的情感不协调就有可能传达了这种潜在的危险。如果咨询师坚信自己做了一个正确的解释，但是患者却变得更消极，这难道是患者的过错吗？在"消极的治疗反应"中表现出来的态度仿佛暗示我们：治疗师才是解释或者干预正确与否的判断标准；相比患者而言，治疗师更明白什么对患者才是最好的。这种观点基于一个假设：治疗师的干预是正确的，患者不应该对治疗师的干预表现出阻抗或者反对。其实，这种假设本身就包含了一个严重的不协调，那就是对患者反应的主观合理性的忽视。或许患者糟糕的回应其实并不是对咨询师的阻抗，它只是意味着，患者在治疗中受到了一些创伤，这种受伤体验来自治疗师无法以患者所理解的意义给予其情感的协调反应。合格的治疗师与治疗背景应充分考虑并探索来访者反应的合理性。

一些心理学同仁不屑地认为：想让来访者从咨访关系中感受到其所需要的自体客体机能，我们就要假惺惺的、用一种虚伪的热情关心来访者。其实，我们要试着做的是被来访者体验为提供了必要的自体客体经验。也就是说，我们通过识别、阐述、情感状态的整合同患者产生联系。通过这些行为，我们可以了解到与患者不良的经验组织原则有关的一些因素，比如那些不利于自我统合感形成的经验。此外，我们还可以通过对患者无意识组织原则的识别、阐述及解释，为他们提供可重复的自体客体经验，促进他们的自我认识的提升（参见第五章）。

一般而言，想要发展一个新的、可重复的自体客体关系就需要我们保持一种情感协调状态——对患者的情感给予协调的反馈。换句话说，我们希望通过心理治疗让患者感受到自己能够被他人理解与接纳。接纳对方的情感并不是说治疗师一定要支持并赞成患者情绪背后的合理性。举个例子，如果患者有种族或者宗教歧视，作为咨询师，我们能做的应该是接纳他们的感受，接纳他们的言语表达，在不支持其观点合理性的基础上（因为我们不可能支持来访者种族歧视的观点），尽力去探索这种感受产生的根源（Ryan & Buirski，2001）；从另一个角度看，如果一个女性患者向治疗师诉说其男友常常诋毁或者谩骂自己，对此治疗师可能会说"他对你不好"或者"他这么对你，就好像你是傻子一样"。

回到我们第一章的讨论，单纯通过患者的经验，我们无法确切知道男友到底是如何感受自己对女友所做的一切的；我们也无法知道如果是其他女人遭遇了这些事情会有怎样的体验。我们所知道的仅仅是该女子对男友的感受，而我们必须要对她的感受给予回应。当我们所掌握的信息不能帮助我们了解现实真相的时候，我们至少能够确认一个主观性事实——患者很希望得到治疗师的理解。如果治疗师说"你感觉他对你不好",这种说法或许会引起一些争议,因为这好像是在质疑患者对事实的理解。对于患者来说,尤其是那些经过治疗发生良好转变的患者,他们很容易就能通过治疗师的话听出他们对自己感受的怀疑(对患者的经验正确性的怀疑)。需要记住的是,如果我们不自信是否能理解对方的客观现实,我们至少可以确认对方的主观感受。

有些人有这样的疑虑:如果我们确认了患者的主观感受,我们会不会强化了患者已有的防御或者歪曲的观念,或者说,我们并没有提高患者的现实检验能力,而是在削弱它们。如果提高其现实检验能力就是提建议、说教或者社交技巧培训,我们就很怀疑这种方式是否能够真正促进患者的人际判断或者识别他人主体性的能力。在患者婴儿时期,抚养者就是这么挫败他们的,他们否认孩子的情感经验并且试图以自己的经验取而代之。因此,提建议、说教等形式其实是一种冒险(这种形式或许会让患者感受到生命早期抚养者对待自己的方式)。我们相信,如果一个人可以持续地体验到他人与自己的情感相协调,那么他也会慢慢发展出对他人情感协调的能力。即使抚养者剥夺了孩子在童年时期情感协调的体验;如果之后患者能够遇到情感协调的他人或者咨询师,也会慢慢增强自己情感协调的能力。下面我们举个例子。

Marjory,女性,40多岁,因典型的自恋型人格障碍前来就诊。治疗中,她说她有一个非常强势且十分专制的父亲。她觉得父亲对自己过于严格,从来都不会认可自己。她的母亲,和善慈爱,但因为惧怕父亲而不敢维护自己的女儿。Marjory几乎没有什么洞悉自我的能力,对于了解其他人也没有什么兴趣。在开始咨询的时候,Marjory曾经抱怨说自己很孤单,想与朋友在一起，但是她又看不上那些朋友，觉得他们有很多毛病，比如素质低、不如自己有文化。总而言之，她对那些朋友们有一种过分的防御，这些防御经常让她觉得那些朋友不够格，根本不配做自己的朋友。

Marjory的治疗师并没有否认和处理她过分防御的行为，反而对她的主观感受给予协调的回馈。治疗师并没有质询她为什么觉得自己的朋友不合格，而是十分关注患者对朋友感到失望的情感体验，并给予回应。下面就是治疗师进行干预的场景："你的父母好像从来没有真正表扬或者接纳你"，"找到一个同你文化水平相当的朋友好像不那么容易"，"你同事看上去比你肤浅"，"JOE（Marjory的第一个约会对象）好像只关心他自己"，治疗师通过这种方式协调患者的情感。几个月后，患者的经验组织原则慢慢发生改变。由于她感受到咨询师对自己的主观世界给予协调的情感反应，她的自我反省能力逐渐提高，对别人的主体性也更加敏感。虽然有时候她还是会用一种轻视的眼神看待他人，但是每当她用这种方式看待他人的时候，她脑海中就会出现自我反省的想法"是不是我太挑剔了？"，而这种自我反省在以前是没有的。经过治疗，她对父亲的感知也发生了变化。她觉得父亲的自我感觉可能不太好，所以才会乱发脾气、耀武扬威。

再举一个例子，一名女性患者，Jill，将近30岁，在治疗的时候，咨询师很重视和她的情感协调。她告诉治疗师自己搬家之后，以前的朋友们几个月都没与自己联系了，Jill很担心这些朋友会抛弃她。她最近一次咨询的情形如下。

患者："我从来没有告诉你，我觉得所有的朋友都把我忘了，这让我很不习惯，我并不是说我过去是所有人关注的中心，我只是说我已经习惯于身边有人陪我。"

治疗师："嗯，你觉得现在没有人陪伴你，你觉得自己挺孤独的。"

患者：（点头……哽咽）

治疗师："如果有人陪在你身边，你最想获得谁的支持呢？你是否得到了？"

患者：她点头、哭泣、拿纸巾拭泪 ……（并摇了摇头）"我不想向朋友说出我的想法，因为这样做很愚蠢。"

治疗师："这种做法让你觉得很愚蠢，能不能多谈谈这种感受？"

患者："好，我只是觉得她（她的一个朋友）应该感受到我的内心感受，我是说，她应该主动感受到，而不是等我提出来；况且我觉得，即便她搬过来陪我，她也会带着她的朋友一起来（哭泣更加厉害）。"

咨询进行到这个时候，或许很多咨询师都想告诉患者说她的认知与期望并不现实；她觉得朋友一定知道她内在的感受，这是一种认知曲解。但是，这么做会引入治疗师自己的实际帮助行为，会脱离对患者主体性的关注。如果治疗师的首要任务是对患者的经验给予协调的反应；那么，我们就会将给患者提供现实帮助的想法或行为放在一旁，而专心致志地对患者的状态给予情感协调的反应。

治疗师："也就是说，你觉得你朋友对你的内心感受并不敏感，这让你感到很失望，所以你觉得你不应该将这种感受说出口。"

患者：（哭泣、点头）"是这样的。"

治疗师："你希望你的朋友能更加关注你的内心感受。"

患者："是的，有时候，我觉得她就只活在与自己有关的世界中，根本不关心他人。我对你说过，她已经结婚了，有自己的爱人。"（哭泣更厉害）

治疗师："你觉得自己不受重视。"

患者："是的，我就是这个感受。她丈夫这个周末要去野餐，真没想到我竟然为这个而伤心落泪。我认为既然她丈夫出游，我俩就应该共度周末，可谁知她却告诉我她要和另外一个女人出去玩，这让我特别难过。我当时的想法是，我又要孤单地过一个周末了。"

治疗师："她忘记了你的存在，而且并没有同意你想和她共度周末的计划，你觉得这非常难以接受。"

在这个例子中，治疗师更多关注的是患者的主观感受，治疗师试着阐述自己对患者的理解，试着用语言将来访者的内心感受说出来。我们可以通过这段对话发觉患者的经验组织原则："我是没有价值的，不值得别人关心，我也不可爱，我会一直孤独下去。"如果这段对话在治疗的后期才出现，或者患者的不安没有这么严重，治疗师或许会在这些经验组织原则出现的时候才给予认同、阐述或探索。但是我们想通过这个例子说明的是，治疗师对患者情感状态的反应对患者来说是一种新的体验。通过这种行为，患者感到自己的感受能够被人接纳，自己也能被别人接纳与理解。随着治疗继续，患者不断体验到自己能够被治疗师所理解。这种感受有助于促进患者自我认知能力、情感整合能力的提高以及自尊与自我统合感的强化。

　　如果 Jill 搬家后朋友不联系自己这件事发生在治疗后期，Jill 或许会因为朋友对自己的遗忘和对自己计划的否决感到气愤。但是治疗早期，Jill还没有发展出连续的自我价值感让她觉得生气是理所当然的；而且气愤的感受会威胁她与朋友的关系连接，因此她压抑了气愤。她只是觉得因为自己没有价值，所以才会被他人忽略。认知心理学认为患者的认知是有缺陷的，她应该用一种更为理性的思维模式代替这些认知；但是我们并不认为这种认知调整会有多大的治疗效果。自我价值的转变需要以自体客体关系为背景，在这个背景中，一定有一个人能够理解患者的主观感受并且给予协调的反应。通过这种方式，患者才有可能感到自己被他人接纳；通过对患者经验组织原则的阐述也促进了患者自我理解。

　　在患者所有能体验到的自体客体经验中，要有其中一种能够保证对他的关注。这与 Stolorow 和 Atwood（1992）所说的自体客体移情有关。有很多患者的自我经验是自我挫败的；他们对世界缺乏信任与信心；他们并不了解自己的感受，也不知道自己应该如何去感受。当他们被问及自己感受的时候，他们总是说："哦，我觉得我要疯了"或者"你会觉得我要疯了"。治疗关系一个重要的自体客体机能就是通过对患者情感状态（这些情感状态之前被患者否认）的接纳、认可、阐述，弥补之前那些无效的经验。很多患者都会否认自己的情感状态，一般来讲，因为这些情感状态可能会破坏患者内心所需要的"关系"。比如，如果患者的母亲不能接纳女儿的愤怒，还威胁女儿说如果还生气就再也不管她或者不爱她；这时候女儿就会否认自己的愤怒，因为只有这样才可以继续与母亲保持关系，继续获得她的"关爱"。但是，对情感状态的否认或者拒绝最终会导致患者慢慢失去自我统合感，会离着内心真实的体验越来越远；而治疗师对患者真实情感的探索与阐述可以确认患者的主体性，同时让他们意识到自己的主观感受。这种经验就被患者体验为自体客体机能，也就是说，治疗师对患者当下情感的关注可以提高其整体感、现实感和存在感。患者在治疗关系中所体验到的自体客体机能有助于接纳与确认患者的主观性，可以升华患者的体验，将其升华到更好的组织水平；还可以增强患者的自信心（Stolorow & Atwood，1992，p.35）。

有时候，不同的理论会用同一个术语来表达不同的意思。这很容易造成意义混淆，就比如"移情"这个术语。弗洛伊德（1915b）认为移情是患者将生命早期体验到的和重要他人的情感（爱或者恨等强烈情感）转移到咨询师身上，即在治疗师身上体验到爱或者恨等重要情感。

弗洛伊德学派的治疗师恪守中立和克制的咨询原则，按照这个逻辑，患者应该不会受到治疗师的影响。也就是说，治疗师只是一个中性刺激，强烈的情感来源仅存在于患者的"孤立心灵"中。患者对治疗师产生的强烈的爱恨情感被认为是患者对当下现实的歪曲或者错误感知，而这些歪曲和错误感知与过去的经历有关。患者在治疗中发展出了移情性神经症，根据移情神经症的理论，患者将生命早期体验到的爱或恨的情感投射或者转嫁到治疗师身上。患者能够发展出移情性神经症是精神分析得以有效实施的前提。换言之，过去的情感体验必须在当下的关系中得以重现，精神分析才有用武之地，而有效的心理治疗就是解决移情性神经症，确切地说是婴儿时期的神经症。根据 Stolorow 和 Lachmann（1984/1985）的观点，如果移情是患者与重要他人的情感在治疗师身上的投射，那么患者对治疗关系的体验也是患者过去经验的产物，和治疗师无关（p.24）。主体间理论则从不同的角度解释移情，或许对于主体间理论来说，移情这个概念已经没有存在的必要了。

从主体间的角度看，移情并不是置换、退行和投射，而是患者如何将当下的治疗关系同化到自己的主观世界中；移情是患者企图组织经验并为经验创造意义的表现（ Stolorow et al., 1987, pp.45-46 ）。移情并不是患者潜意识里想要重复过去的经验（参见弗洛伊德的强迫性重复），而是患者根据以往形成的经验组织原则解释当下的关系。因此，移情并不是独属于患者的心理历程，患者和治疗师共同参与了这个过程。简单地说，移情是患者试图通过以往形成的经验组织原则去理解当下的关系和体验。比如，一个患者觉得自己爱上了治疗师，按照传统精神分析观点，该患者对治疗师的爱其实是对生命早期一个重要客体的爱的移置，或者是过去在当下的不合理的歪曲，主体间理论则不这么认为。在治疗室中，患者会与情感协调的、无条件接纳的、中立的、想要倾听及帮助他的治疗师在一起若干小时，治疗师对患者情感状态的协调与匹配是患者所期望的和需要的。这种需要最早发生于患者生命早期与重要他人的关系中，只是当时没有得到满足罢了。

对主体间理论而言，移情是经验组织和意义创造的方式。主体间理论认为，所有的治疗关系都需要自体客体和发展空间的存在。治疗关系中的自体客体是指患者需要在治疗关系中感到自体客体需要的满足，而这些体验正是童年时期不曾被满足的。治疗中，自体客体需要的关系一旦建立起来，心理发展和转化就有可能发生。正如 Winnicott（1965）所说："要控制并利用环境"，治疗关系中的自体客体为患者提供了情感协调的关系体验。一旦建立起来，自体客体就成了患者主观体验的背景。因此，主体间心理治疗的重点就是咨访间自体客体连接的建立；只有这样，患者的心理转化过程才会发生。

下面我们探讨一下在主体间视角下，当下的治疗关系是在何时被同化到患者的经验组织原则中的。在下面的例子中，我们可以看到，当咨访间出现裂痕的时候，自体客体关系作为一个重要关系背景对裂痕修复的重要作用。

Martin，年近30的青年男子，他已经和一个男性治疗师维持了近两年的治疗。尽管他收入很高，长相帅气，但是他总是无法与女性保持长期稳定的恋爱关系，这让他很苦恼。他有一个不合理的经验组织原则：自己无能、同其他男人相比，自己只有失败的份儿。而且，当他想到这些的时候，总是伴随着强烈的羞愧感。几个月前，Martin买了一辆保时捷，他每次提到这部车的时候，总是会刻意地发音清晰，读为双音节的单词"por-sha"（por-sha为保时捷外文发音）。

然而，咨询师提到保时捷的时候，会自动地连读为"Porsh"，Martin总是及时纠正治疗师的"错误"发音。在一次咨询中，治疗师不小心发音错误，然后笑了笑，自行进行了更正。而这个时候，Martin却说了一句："讲得好，一语中的！"他的这种反应让治疗师很惊讶，因为看上去Martin好像有些受伤，这里就应该是自体客体关系的一个潜在的裂痕。治疗师问道："当我纠正我的发音的时候，你是不是觉得我在取笑你？"Martin回答说："是的，我觉得你在笑话我。"治疗师回答说："其实，我并不想那样发音，我只是在想，在我能够正确发音之前，我到底需要反复修改多少次？我觉得我在笑话我自己。"Martin说："看来是我误解了，我想是我自己在预先假设：自己或许又要被嘲弄了。"

作为治疗师，我们需要对自己的无意识动机保持谨慎认知。一般而言，潜意识的内容是我们自己意识不到的盲区。在上面的例子中，治疗师或许是在无意识地表达他对名牌跑车的嫉妒与羡慕；也可能因为治疗师自己是犹太人，所以对德国品牌十分排斥。治疗师不能因为无法感觉到自己的敌意就忽略自己可能存在的无意识动机。带着这个想法，治疗师可能会说："我知道我为什么那样发音了（这可能与我自身的原因有关），你说你觉得自己被奚落了，听起来你好像对别人的言行十分敏感，以前你是不是有过被奚落或者被嘲笑的经历？"

治疗师的这句话引发了 Martin 一系列的联想，Martin 开始描述他在小学和初中是如何被当作奚落对象取笑的。他有一个大鼻头，酒瓶底似的眼睛，还有些阅读障碍，这些都让他受到了其他同学的耻笑。当治疗师觉察到 Martin 的经验组织原则的时候，Martin 已经接受了两年的治疗。在此之前他都没有对治疗师说起过自己受同学奚落的经验。说到这些的时候，Martin 哭了，他说他很同情哥伦比亚高中生杀人犯，因为他能理解那名高中生当时杀人的心情，他晓得受到嘲笑的滋味。

在这个治疗场景中，有关治疗关系的两个重要方面浮出水面。第一，自体客体关系是一个大的背景，它让患者感到安全和信任，然而，一个很小的事件仿佛让这个安全的关系出现了一些裂痕，也正是由于自体客体关系让人信任的本质，这个裂痕最终得到修复，患者才得以继续进行治疗。其实，正如我们在本书中所说的那样，情感协调的体验可以启动患者的一系列联想。当人们感到自己被接纳的时候，他们分享的经验就会更多。

第二，在裂痕产生的时候，我们发现，治疗师是如何同患者的经验组织原则相契合的。虽然治疗师无意识地传达了自己的嫉妒或者厌恶，但 Martin 还是觉得这种感受很匹配自己的经验组织原则。由于他之前一致受到别人的奚落，他自然也习惯于接受治疗关系中别人对他的奚落，所以他才会说："讲得好，一语中的！"

有着不同经验组织原则的其他患者可能就不会那么关注治疗师发音的问题，他可能会接受治疗师的自我纠正，或许会不太高兴地打断治疗师："当你买一辆保时捷的时候，你就知道到底如何发音了。"但是 Martin 的反应不同。他只是对治疗师表示自己有些受伤；而这种特殊的表现与他之前的经验组织原则有关。

移情的第二个维度是可重复性：患者担心咨访关系会重复他痛苦或者受伤的体验。当移情的重复性变成关系背景的时候，患者就会认为治疗师有可能会伤害自己。我们来看 Betty 的例子。

> Betty 是五个孩子中最大的一个，她的经验组织原则是：如果想要同强硬又有距离感的父亲保持关系，就必须正确预料他的情绪并且以父亲满意的方式做事。因此，Betty 对他父亲的情绪状态十分敏感。为了避免激惹父亲，Betty 有时候会忽略自己的心理需要与感受。这样，她发展出了以乐观活泼和独立为特征的虚假的自我印象（Winnicott，1965）。

> 在治疗关系中，Betty 也会尽力满足治疗师的需要和情绪，她与父亲的关系在这个动态系统的治疗中得到重现。她好像觉得如果自己表现得过于依赖或者需要别人的关怀，治疗师就会生她的气甚至讨厌她。她或许会以一个无关紧要的玩笑开始一次访谈："你还好吗？"这句话的实际意义是："我对你是不是一个负担，你今天会不会拒绝我？"当她感到不安或者焦虑的时候，她就会为自己的行为道歉，并且立刻做出贬低自我的评级。总之，在治疗关系中，Betty 十分谨慎警觉。有时，她会对治疗师说："你今天看上去有些疲惫。"这些话很容易抓住治疗师的状态，而且如

果她意识到自己的问题很麻烦或者是个负担的时候，就会自动中断治疗。

　　在前几次治疗中，这个"关系"的重复性就清晰可见。Betty忽略自己，关注他人的习惯让她很容易接纳治疗师对自己的任何评价。当治疗师说："你觉得你对我是一个负担"的时候，Betty回答说："是的，我觉得你很有耐心。"Brandchaft（1994）将这种行为描述为病理性适应。她一直支持并维护治疗师的自尊，认为治疗师的需要高于自己的，其实Betty是想通过这种行为逃避激惹治疗师而引起的伤害，这种状态阻碍了她经验组织原则的转变。然而，对她来说，最重要的是与治疗师保持关系；所以她才为了避免治疗师的排斥或者拒绝，放弃了自己的情感成长机会。

不管是积极或者消极情感，主体间理论很重视影响咨访关系的经验组织原则。我们再举一个例子。

　　治疗师在给Gerald治疗的第一年，8月份有一个假期，Gerald表示希望与治疗师保持电话联系，治疗师也同意了每周一次的电话咨询。但是在电话治疗第二周，Gerald的母亲突然过世，这让他痛苦万分，他在殡仪馆给治疗师电话留言让治疗师给他打回来。治疗师果然回复了他的电话，他们进行了电话咨询。咨询1小时后，Gerald又留言问他是不是可以拿到治疗师手机号码，这样就可以在自己感到痛苦的时候找到治疗师了。治疗师收到留言后给他回复说自己不会在晚上接电话，但会在第二天给予回复。有一天晚上Gerald给治疗师留言说自己十分气愤，因为他觉得治疗师与他生命中的其他女人一样，对他不管不顾，他表示自己再也不想同治疗师见面了。第二天，治疗师给Gerald留言，说其理解他的失落与气愤，自己会在约好的咨询时间与 Gerald 探讨这个问题。Gerald 确实这么做了，他愤怒地告诉治疗师说："我觉得你拒绝我是因为我的要求太过分了，你觉得我在试探你的耐心，所以你才生我的气。你肯定希望我的心理赶快成熟起来，中止这种太过于依赖的行为。"

在这个例子中，我们可以看到一个复杂的人际间冲突。在这个冲突中，患者将治疗师同化到自己的经验组织原则中：我十分需要女人的陪伴，但是当我把自己的需要表达出来的时候，这些女人都离我而去，没有女人会给我所期望的爱和关心。

对不同的治疗师来说，他们会用不同的理论与技术进行干预。有些人可能会认为，Gerald 其实是需要一个母亲，这个母亲可以满足他的任何要求；还有人认为 Gerald 通过与治疗师保持联系，而拒绝分离焦虑的产生；有些人会认为 Gerald 内心想要控制治疗师，或者由于自己的愤怒与嫉妒，而想要毁掉治疗师的假期。对主体间治疗师来说，最重要的是 Gerald 能够感受到自己的感受，接纳自己。其实，他并不是依赖别人的、苛刻的、充满控制欲的，也没有生治疗师的气。治疗师会告诉 Gerald 如何配合治疗，如果 Gerald 不明白也没有太大问题，他只需要配合即可。对 Gerald 来说，或许治疗师不想塑造或者控制他的行为是他无法接纳的，但是这种互动却是继续进行咨询的一个关键点。

移情这个词来自传统精神分析理论，现在看来，移情只与传统的精神分析有关，并不适合其他理论。很多传统精神分析技术都基于对移情的理解。因此，移情意义的变化对实践也有着深刻的影响。

我们来看一下精神分析技术的几个重要的方面，这些技术都是基于对移情的传统理解，我们将它们与主体间理论进行了一番对比。弗洛伊德区分了能够发展出移情性神经症的患者以及那些自恋性神经症的患者。传统精神分析将那些能够发展出移情性神经症的患者视为精神分析的适用对象，而自恋性神经症的患者被认为是无法分析的。然而，从主体间的角度讲，是不是治疗的适应证不是基于患者是否发展出移情性神经症，而是基于咨访关系的特质。正如 Stolorow（1994a）所说，是否适合接受治疗要看"患者最需要被理解的部分与治疗师能够理解的部分是否匹配。我相信，在原则上来说，任何神经系统发育健全的人都可以被分析（pp.152-153）。"

传统理论对积极（性）和消极（攻击）移情的描述已经不再是定义患者潜在心理状态的有效方法。很多患者都会很明显感到自己对治疗师有积极、消极、关乎性的或攻击的感受；但是我们不能假设成功的治疗就是分析出一个消极的移情。当患者可以觉察到自己对治疗师感受的时候，我们就需要在当下的关系背景中，结合咨访双方的经验组织原则，探讨这些感受。

为了促进退行的发生，传统的精神分析会让患者躺在舒服的长椅上进行自由联想，治疗师也要恪守中立克制的原则。退行可以促进童年时期的冲突在当下的治疗关系中重现。既然主体间心理治疗不会在当下的治疗关系中重现患者与性及攻击渴望有关的无意识冲突；所以，我们也放弃了这些旨在促进退行和移情神经症形成的各种技术。

基于移情的传统精神分析还有一个重要观点，即患者对治疗师的积极或者消极情感必须在咨询结束之前得到解决或解释，我们并不同意这个观点。传统观点认为患者对治疗师的反应是某种神经症性质的歪曲，这种歪曲是患者内心世界的移置或者投射。从主体间的角度看，所谓的治疗结束只是面对面咨询过程的中止，虽然常规的面询中止，但是关系仍是继续存在的。这个结束不是彻底解释，只是分离而已。

从主体间的角度看，有关主体间场的讨论从来不会只关注一方（患者的移情）而忽略另一方（"治疗师的反移情）。很多心理学的论著都探讨反移情是否会阻碍心理治疗进程以及可否帮助我们获得患者的重要信息，但是这种讨论仍然是以"孤立心灵"为基础的。主体间理论将主体间场视为一个动态系统，治疗关系会受到双方无意识组织活动的影响。如果我们将移情和反移情宽泛地定义为无意识组织活动的表现，那么恰如 Orange 等人的观点（1997）："很明显，移情是由治疗师和患者同化治疗师的经验组织结构共同决定的。"或者说，在当下的治疗关系中，治疗师的行为，以及患者根据自己以往的经验组织原则对治疗师的理解就构成了移情（p.40）。综合而言，移情和反移情来自互相影响的主体间系统（Stolorow, 1987, p.42）。移情和反移情是治疗师同患者间"关系"的本质。

在本章对"关系"重要性的阐述中，我们讨论了二元治疗关系的诸多方面，比如自体客体需要，自体客体移情，对移情和反移情的主体间解释——共同移情（Orange, 1995）。然而，整个的治疗过程，不管是以什么理论为主导，最重要的都是关系，这比其他解释、家庭作业、评估、协调或者不协调的反应乃至若干一些可以叫得上名字的心理咨询技术更为重要。在第三章，我们曾提到只有在关系背景中，主体感受性才能得以发展和保持。也就是说，一个人主体性的影响再怎么强大，它也必须借助与另一个主体的互动才能产生，这就是主体间理论的本质。

我们在之前对共情式咨询及情感协调的探讨中曾提到，Kohut 为了说明共情的概念，对精神分析的咨询原则和能够让患者感受被治疗师理解的关系联盟进行了区分。情感联盟的形成离不开治疗师对患者主体性的正确理解，是一个复杂的、不断发展的、咨访双方相互影响的过程。患者想通过心理治疗治愈自己过去的创伤，获得他人的理解与接纳，并以新的方式认识自我；治疗师也带着自己特有的理解方式进入咨询，比如个人成长经历、自我认知、理论结构、对治疗过程中可能发生的一切的期望等等。因此，对新的关系来说，总有一些因素是占据优先性的。

本章小结

对心理治疗来说，最重要就是患者与咨询师互动形成的特有的关系背景。对关系的探索、阐述以及咨访间的互动是患者获得心理转化的重要基础。

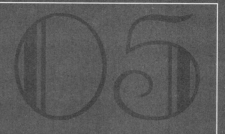

第五章

主体间心理治疗的实践

本章内容很适合初级心理咨询师阅读。当然，如果您从事心理治疗的教学或者督导，您也会在阅读中收获一些有帮助的观点，关于这一点，我们在第八章中详细介绍。主体间取向的督导和心理治疗过程其实具有很多相似之处。从事心理治疗的人都知道，心理治疗的掌握和应用并非易事，需要咨询师进行大量的体验和学习，正如接受心理治疗的来访者，他们问题的改善也非朝夕之事。不了解心理治疗的人或许会认为心理治疗的过程跟下象棋很相似，这是不对的。因为象棋比赛开局清晰、行棋限定；而心理治疗的开始、过程和结尾都是不可预知的。再权威的著作恐怕也不能清楚地告诉你心理治疗到底是如何一步步展开的。但即便如此，我们还是想通过本书给刚刚从事心理治疗的初级治疗师提供一些有帮助的实践参考。

在前面几个章节，我们讨论了主体间理论的基本概念、主体间感受性、情感因素的重要性以及"关系"的问题，这些都是实践主体间心理治疗的重要理论基础。我们认为，治疗师想要缓解来访者的悲伤或者烦恼，必须找到深层次原因才能对症下药。多年的实践经验告诉我们，很多患者之所以会有这样那样的症状并且前来咨询，是因为他们幼年时期和抚养者在情感协调方面遭受了一些"创伤"。这些创伤或许是短暂急剧的，或是慢性持久的。它们让患者觉得自己是这些"情感不协调"经验的罪魁祸首。以此为基础，他们慢慢发展出足够影响他们一生的经验组织原则：我是不可爱的、没有价值的，我不配得到他人的情感反应。这些经验组织原则常常伴随着痛苦、羞愧、自我贬斥等不良情绪，而导致这些情绪出现的原因不经过心理分析往往是意识不到的；其实，困扰患者的症状就是这些经验组织原则及情感导致的。不良情绪虽然让人无比痛苦，但是它们的存在会威胁甚至破坏当事人与抚养者的关系连接，所以当事人常常否认并忽视这些情感。

　　主体间心理治疗主要从两个方面应对来访者的失调行为。第一，咨访双方共同理解来访者的感受。来访者认识到自己不合理的经验组织原则，并且学会从新的视角去理解自我与过去的经验，对"关系"中自我的理解又帮助他们形成新的经验组织原则；与此同时，他们的情感接纳、调节、整合能力及自我统合感都得以提高。

　　第二，咨访关系可以让患者有机会获得新的"关系"体验（Shane et al.，1997），他们在新的关系中感觉自己能够被他人理解与接纳。这种全新的体验促进来访者新的经验组织原则的形成以及情感整合能力的提高。比如，如果患者带着"我没有价值感，不能被别人接纳"的经验组织原则前来咨询，在向治疗师陈述自己的时候，他总是感到深深的羞愧，而且充满自我贬斥的意味。对于这个患者，咨询师的接纳和理解就可以帮助他挑战旧有的经验组织原则，帮助他建立新的健康的组织原则。总之，治疗过程中新的体验会带来新的感受，来访者需要发展出新的经验组织原则去理解这些感受。对上述来访者而言，当他感觉治疗师能够理解并接纳他的时候，他新形成的组织原则或许应是这样的："看来并不是所有人都排斥我，总是有人能够接纳我，我并不是真的那么让人讨厌"。

　　Lichtenberg 等人（1996）曾总结了临床心理治疗的十条实践参考。在他们卓越工作的基础上，我们也总结了针对主体间心理治疗的几点参考。

　　主体间理论关注来访者与咨询师的主体互动形成的"主体间场"，由于治疗师和来访者各具不同的经验组织原则，它们之间的"主体间场"也是高度特异的。

　　既然主体间理论重视咨访双方的主体性以及二者形成的高度特异的"主体间场"，所以主体间理论没有适用于所有咨访关系与主体间场的治疗技术。此外，我们也不提倡用"技术"两个字，因为技术往往意味着固定的标准和步骤。在心理治疗方面，技术是适用于所有咨访关系的治疗程序，如同我们可以根据特定的技术就能知道心理治疗是如何一步步展开的；而事实上，心理治疗的过程并非如此清晰。

那么，如果没有标准的游戏规则，我们应该如何学习心理治疗呢？我们如何共同理解来访者的感受？回答这个问题并不容易，但是有一点我们需要铭记在心：关注过程比关注结果更重要。对来访者感受的共同理解发生于咨询师和来访者的访谈过程中，而情感协调的倾听与反应是这个访谈的基础，也是治疗性访谈不同于普通对话之处。本章将重点介绍情感协调的倾听与反应，因为相比所谓的"技术或者程序"，这才是治疗性访谈的精髓。

由于心理治疗的过程借由访谈展开，因此咨访双方都很重视访谈的维持。为了说明心理治疗的过程，我们可以举出很多与之相仿的例子，比如大家常在沙滩上玩的击球游戏，该游戏规则是参赛双方尽可能不让球落地，这个过程与咨访双方想要维持访谈的目的有一些相似之处。该比赛最大的特点是，参赛双方的技能可以是参差不齐的。对治疗师而言，她带着自己的主体间感受性进入访谈，为了使访谈维持下去，双方的强度及进度要相匹配。如果球员技术欠佳，不能很好掌控球拍，我们也会根据他的水平调整自己的击球方向和强度，让球完好地落在对方的球拍上不至落地。因此，为了比赛的维持，为了参赛双方都能参与享受比赛的乐趣，参赛双方必须完美互动。更有趣的是，随着双方技艺的提高，比赛难度也会增加（比如击球强度增加，或者改变双方距离等）。既然比赛的目的是不让球落地，所以当一方感觉到对方与自己不配合或者一方明显想要炫耀自己而看不起对方的时候，比赛就趋近结束了。

让我们回到心理治疗的访谈上。虽然治疗师总想通过访谈了解来访者的情感体验；但是我们必须意识到一个问题，即我们对来访者经验的理解永远不会做到100%的真实，因为我们自身的主观性会影响甚至妨碍我们对来访者经验的理解。这个时候，治疗师的自我意识是很重要的，它提醒治疗师不要忘记自己对来访者的主观感受产生的影响。既然主体间理论没有限定的标准，我们完全可以带着好奇心和开放的心态去倾听患者的内心，而不受到特定理论的影响。对心理治疗而言，每个人、每一段经历都是特异的；治疗工作的经验和意义就在两个特异主体的互动过程中展开。

　　协调的倾听就是指对来访者的情感状态给予协调的反应。正如Stolorow所说，当我们在自己的情感经验中寻找与来访者情感体验匹配的经验时，我们或许并不能做到准确地理解他们。如果我们认为自己已经了解了来访者的情感体验，我们就会用语言表达出来，而这有可能得到来访者的肯定、否认或补充。比如，来访者告诉治疗师："我给女友打电话（我母亲想让我们重归于好），给她留言，但是她都没有打给我。"基于我们对患者的了解及其当时的情感状态的体会，我们可能会说："你感觉自己受到伤害。"这并非一种质询，而是我们自己对患者体验的一种合理性推测。如果有幸说对了，患者会感觉自己能够被他人理解，进而与我们分享更多的经验。因此，如果我们能够正确理解来访者的情感状态，来访者就会与我们分享更多经验，释放更多被不协调的情感反应所阻止的渴望或联想。因此，协调的情感反应可以促进来访者的自由联想。如果我们对来访者情感了解得不那么准确，来访者或许会找一个合适的机会进行补充和修改，他或许会说："不，倒不是什么伤害，只是有一些失望罢了。"如果我们完全弄错了，他或许会说："不，没有什么伤害，事实上，我感到很放松。"在这个例子中，治疗师认为来访者受到伤害。与传统的惯用问法相比，诸如："这件事给你什么感觉？"，主体间理论认为，如果你能够感受到来访者的感受，你就应该直接告诉他你的理解并同他进行交流；而不是明明知道答案还要进行询问。

透过这个例子，我们可以总结出几个有助于心理治疗的参考。首先，治疗师的访谈与律师的询问是有区别的，律师永远不会就答案不明朗的问题提问，只有这样，他们才可以保证所获证词向有助于自己的方向发展；心理治疗的过程则与之相反，一般而言，心理治疗师问的问题其答案都不那么清晰。

举个例子，首先看下面这幅图（图片来自纽约客）。

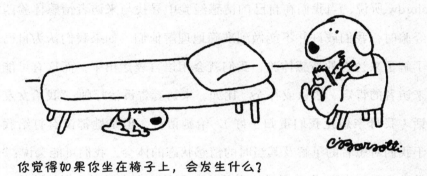

你觉得如果你坐在椅子上，会发生什么？

这个图片之所以引人发笑是因为"分析师"那看似标准实则荒谬的提问。很明显，椅子下面的狗害怕躺在椅子上会受到惩罚。所以，如果这个图中的"治疗师"能够感受到"来访者"的感受，她或许会说："你害怕自己跳到椅子上会受到惩罚。"如果这样说，来访者就会感觉自己能够被他人理解；在这样安全的环境中，他才有可能分享更多的经验。

我们要澄清一点：我们并不是不让治疗师提问，只是不要问那些"愚蠢"的或者已经知道答案的问题，比如我们明明能够感知来访者的感受，还问他们"你感觉怎么样？"，这种问法会让来访者觉得治疗师并不理解他们。说起来容易，想要做到这一点却并非易事，因为传统的心理治疗的方法已经深入人心，想要纠正并不是那么容易。比如，人们总认为相比治疗师的阐述，来访者把自己的想法及对自我的理解表达出来更有治疗效果，这与把顿悟作为心理治疗根本目标的传统观念是分不开的。然而，我们所关注的重点并不是挖掘患者的潜意识信息，而是将我们对患者主观感受的理解表达出来。同大部分人一样，来访者有时候总是不能准确表达自己羞愧、矛盾、尴尬、害怕被嘲弄或者被误解等复杂的感受。如果这些感受经由治疗师之口说出来，来访者就觉得自己能够被他人接纳与理解。我们之前就说过，合理的表达不仅仅给患者提供了新的认知视角，更重要的是让来访者感受到自己能够被他人理解与接纳，她们因此收获了全新的自体客体机能；相反，如果问一些明知道答案的问题就不会让来访者产生这种感受。此外，对那些很少体验过他人情感协调的回应的来访者而言，治疗师如果能恰当地表达出他们的感受，来访者自己的情感表达能力也会得以改善；因为治疗师通过这种方式，向患者教授了一些描述情感体验的常用表达。

除此之外，提问有时候还会混淆心理治疗与研究两个不同的过程。研究是与数据收集有关的工作。很多初级治疗师面对来访者的时候不知道自己应该说些什么，害怕自己说的话会无意中伤害来访者。在这样的情况下，问一些标准化的问题或者类似信息收集类的问题或许可以缓解这种担忧。然而，这种做法确实容易引致混淆。

虽然我们很想获悉来访者的生活经验，尤其是来访者与抚养者或者兄弟姐妹的关系，但是这些信息只有配合特定的背景才会有效。因此，在治疗开始的时候描述这些经验往往没有太大的用处，这些信息在合适的背景下才能发挥作用。比如，来访者说："我父亲工作总是很忙，我和他很少见面"。对此，我们不能说："你父亲做什么工作？"因为这个问题看上去更像是在收集信息，对于心理治疗过程的促进没有什么实际帮助。此刻，对来访者而言，最重要的是他对父亲"缺席"的感受，而不是他父亲的工种。然而，如果换一个背景，或许对他父亲工种的关注对于心理治疗的推进会有很大的益处。总之，访谈的维持靠的是治疗师与来访者在适当时机下的情感协调，而非信息的收集。

初级心理治疗师在表达来访者情感体验的时候，经常觉得自己词竭言穷，他们总是找不到与来访者情感状态相匹配的语言。因此，掌握一些常用的表达情感的词汇是很有必要的，比如惊恐的、震惊的、害怕的、厌恶的、叛逆的、失落的等等。很多时候，初级治疗师同来访者一样，都无法清晰地阐述自己的情绪状态。他们常常使用一些模棱两可的词汇，比如不舒服的、沮丧的等等。

除了问一些程序化的或收集信息类的问题以缓解焦虑与担忧，不习惯描述情感状态的初级治疗师用一些"准确的"词汇描述来访者情感状态的时候，或许会欲言又止，并为了澄清自己想要表达的意思而延误了时间。正因如此，心理干预变得有些漫无目的，让人摸不着头脑。当然，这种状况会随着经验和督导的增多而有所改善。不过还是有一点对初级咨询师是有帮助的：治疗师要用尽量简洁的语言来表述来访者的情感状态，比如，"再说详细一些"，"听上去，你好像感觉有些受伤"，"你感觉自己一点也不重要"等等。

让我们看下面的临床实例。

Ryan，男性，30岁，治疗刚开始的时候就不断抱怨女友因为自己的暴脾气而提出分手。虽然他能意识到自己不应该乱发脾气，也知道自己的行为造成了女友的恐惧；但是他还是不能理解女友要求分手，因为他觉得女友根本不在意自己真挚的情感和无

私的爱。

在这样的场景下，治疗师或许会发现很多可以进行情感反应的切入点，但是治疗师必须在其中选择一个入手。比如，有些治疗师会关注 Ryan 女友的受伤体验，认为 Ryan 根本不能体会女友的感受；另一些治疗师可能会关注 Ryan 的过度愤怒，认为自己可以帮助 Ryan 进行愤怒情绪的管理。当然，这些都是 Ryan 行事风格的描述，也都可以作为访谈的重点。但是，我们想从主体间的角度来分析一下上面两种反应。首先，第一种反应以其女友的主观感受为主（女友对 Ryan 发脾气这件事的主观感受）；第二种则以局外人的主观感受为主（即一个局外人对 Ryan 发脾气的感受）。那么，对治疗师来说，应该采取哪一种反应呢？从主体间的角度出发，以上两种反应都不太合理。主体间理论认为治疗师应该对来访者的情感给予协调的反应，也就是说，我们需要时刻提醒自己到底谁才是我们的来访者。在本案例中，Ryan 是我们的来访者；我们必须对他进行情感反应，即便我们十分同情 Ryan 的女友。我们也应该清楚，Ryan 的主体性才是我们需要关注的，对其女友进行情感协调的应该是她的治疗师，而非我们。

如果治疗师想与 Ryan 交流其被拒绝时的受伤感受以及对这些事件的理解，治疗师可以这么说：“你觉得你的女友不把你对她的爱当一回事”。对来访者经验的阐述使治疗师能够从患者的角度去理解关系及来访者遇到的危机，如果治疗师能够准确阐述 Ryan 当下的情感体验，Ryan 就能感觉到自己被他人理解；同时也会更自由地在更深的层次上审视关系中的其他方面，比如自己的愤怒问题。同样，针对 Ryan 的愤怒，我们依然会关注他的情感体验，也就是说，我关注的是他为什么这么容易愤怒，而不是他的愤怒给他女友带来了怎样的影响。我们发现，对患者主观感受的关注，可以促进其自我防御的松懈。这个时候，其他那些不容易察觉的感受或想法就会浮出水面。

这提醒了我们注意另一个问题：治疗过程中要尽量避免有可能伤害到来访者的干预。还是以 Ryan 为例，我们假定，他脆弱的人格源自他过去生活中"丰富"的情感不协调的体验。如果想要搞清他为什么不能整合自己的愤怒，我们需要在治疗中重现他被批评、被挑剔的经验。在治疗中，我们不能说："你的愤怒让你女朋友感到很害怕。"之所以不能这么说，主要基于两个原因：第一，这个说法明显以她女友的主观感受为主，而不是 Ryan 的感受；第二，这种说法有指责之嫌。我们或许可以用其他方式取而代之，比如"你之所以生气是因为你觉得自己受到了伤害。"这种说法就与来访者的主观感受相匹配。从主体间的观点出发，我们需要关注的不是 Ryan 很容易愤怒的事实，而是他很容易受伤的体验。

当然，让 Ryan 意识到愤怒给他人带来的影响也是十分重要的。我们并不责怪他没有这个意识，只是我们将这个视为心理治疗的自然结果，而不是我们必须要达到的目标。我们相信，Ryan 的愤怒来自他的脆弱人格以及他对自恋式创伤的易感性。因此，通过我们情感协调的反应以及对他旧有的经验组织原则的阐述，他可以发展出良好的自我统合感与情感整合能力。经过治疗，他会变得更有弹性，受伤的感受会逐渐减少，自然也不再那么容易愤怒发火。

如果治疗师告诉来访者他的行为是不合理的；那么这种反应无疑是对来访者早期的创伤体验的重复，这种体验会促使患者出现近乎"边缘化"的表现。由于抚养者的不敏感与忽视已经给了他们同样的伤害，所以治疗师的反应只会让他们觉得自己受到指责。他会生治疗师的气，在言语上攻击治疗师甚至终止治疗。如果 Ryan 这么做，治疗师无疑会觉得他像对待其女友一样对待自己，然而，Ryan 的自恋创伤体验确是治疗师引发的。

如果 Ryan 对治疗师进行言语攻击，治疗师也会感觉到自恋式创伤，会对 Ryan 感到不满。只不过，相比来访者而言，治疗师倒是可以通过把 Ryan 的行为归为投射来化解这种不满，获得心理平衡。因此，主体间心理治疗是要提供一种场景。在这个场景中，治疗师最重要的任务是对来访者的情感给予协调的回应；而不是批评、指责甚至伤害他们。

我们需要指明一点：Ryan 确实需要面对他较弱的现实处理能力。对治疗师而言，提供现实帮助的意愿也是可以理解的。在这一点上，初级治疗师更是如此。因为如果他们不能帮助患者战胜自我挫败的行为或者想法，他们就会充满负罪感。如果我们从认知行为的角度出发对患者进行干预，那么就会给 Ryan 做一些愤怒情绪管理的干预。然而，对于主体间心理治疗师而言，我们更注重咨询师与 Ryan 共同对 Ryan 的愤怒情感进行感受和理解，并努力探索其愤怒产生的背景。也就是说我们关注的是过程，而非结果；而且，能够减少 Ryan 愤怒爆发的干预也一定可以促进其自我统合感及情感整合能力的提高。

最后，我们还想通过这个案例告诉大家：要让患者来主导访谈，我们不会像其他心理学派的治疗师一样布置家庭作业并定期检查他们是否如期完成；我们能做的只是提供一个环境，在这个环境中来访者可以自由分享他的主观感受及经验，能够向治疗师诉说最困扰他的心理矛盾。由于过去生活中形成的经验组织原则会影响到人们当下的体验；所以从长远看，有一些重要的动力学因素被忽视也不会有太大的影响。让来访者主导访谈意味着治疗师不能更换主体，他必须关注来访者这个主体，而不是随着自己的兴趣更改。比如，如果患者说："我昨天给儿子打电话"，治疗师就不能说："你为什么给他打电话？"因为这个问题只是迎合了治疗师自身的好奇心，并不是从患者的角度出发的。或许患者会继续说："我太太因此十分生气，当我关心我的儿子的时候，她就很生气，她的表现好像是我抽走了对她的爱去疼儿子一样。"很明显，患者给儿子打电话并不是问题的关键，除非他是为了激惹他的老婆而故意为之，否则这个行为就没有过分探索的价值。因此，我们要顺着来访者给儿子打电话这件事给他一个回应，这个回应最好是能让来访者探索这件事情的个人意义。其实，没有一个回答是最完美的，但即便如此，还是有很多回答可以让来访者更进一步探索自己为什么告诉治疗师给儿子打电话这回事。比如，在这个时候，治疗师可以略微沉默，然后说"嗯，继续""嗯，能不能详细说一下"。

除了对患者的情感进行协调，我们还要试图理解影响患者的经验组织原则。合理的倾听必须以一个理念为指导：即患者所有的陈述都包含了经验组织原则的信息。有时候，我们通过患者的陈述很容易捕获他的经验组织原则，比如她可能告诉治疗师："我喜欢的男人都不会喜欢我。"这背后的经验组织原则是："我不值得获得心仪男子的爱情，因为我是如此不完美，甚至是有缺陷的。"

有时候，来访者的经验组织原则很不明显，常常隐藏在闲言碎语或者看似多余的语句中。比如，来访者说："你记得上周我告诉你我老板是多么的小气吧。"表面看来，来访者是对老板有成见，可是仔细想想，来访者也没有什么明显的理由把老板的事情告诉治疗师，注意他用了一个词语："记得"。这个词看上去无关紧要甚至可以忽略，但我们不能否定有这样一种可能，即这个词对患者来说有一些特殊意义。为什么他要用这个词？是不是他的经验组织原则与他人的"遗忘"或者"不记得"有关？患者用这个词是不是想要通过它告诉治疗师"没有人能真正地倾听我""我这么无关紧要，所以不值得别人用心倾听"呢？患者在这里说"记得"，是移情的一种表现，因为患者这么说的时候，其实就已经将治疗师纳入自己的经验组织原则中；或许在他的过往经验中，有一个重要他人不曾好好地听他说话、经常忽略他，所以他才发展出这个经验组织原则。这个时候，我们或许可以冒昧地问："您刚才提到'记得'这个词，是不是觉得我并没有记住你过去讲过的话？"

这种表述对于"治疗师不能以自己的意愿主导访谈"这个原则而言是一个例外。对于这个案例，在当时的情境下，探索患者有可能出现的经验组织原则要比让他继续说出对老板的感受更加重要。当然，如果跟随患者探索他对老板的感受，或许还会有机会回到经验组织原则问题的探索上（我不重要，别人根本不需要倾听我，也不需要考虑我的意见）。然而，对来访者经验个人意义的阐述，最好是在当下咨访关系的移情中完成。也就是说，当我们关注患者生活中的重要关系而理解患者的经验组织原则的时候，若能恰如其分地结合移情，那么治疗效果会更好。传统观点认为，心理分析的重点是移情，在这一点上，我们同传统观点保持一致。如果从主体间的角度重新界定，我们或许会给出这样一点建议：我们应该尽量关注治疗师是以何种形式被患者同化到自身的经验组织原则中的。

旧有的经验组织原则就像音乐的主旋律，伴着这个主旋律会演奏出一曲交响乐。每段生命都有很多主旋律，而这些旋律有时候并不是那么显而易见。心理治疗的过程就是让这些主旋律浮现出来，针对它们进行干预；待它们逐渐消逝，再以一个更有建设性的主旋律取而代之。当旧的旋律慢慢消退，新的旋律逐渐产生，心理治疗的过程就变得完整而有序。当一个主旋律被治疗师与来访者意识到的时候，它若再以新的形式出现就很容易被辨认出来。还以上文的患者为例，他的经验组织原则首先通过他对老板的抱怨表现出来，其后通过他与治疗师的关系表现出来，并逐渐发展，变得日趋复杂；而当另一个旋律出现的时候，这个旧的就渐渐离去了。

我们回到这个患者的案例上，他的主旋律是："没有人会记住我的话"。如果治疗师在治疗开始的时候就发觉患者的经验组织原则；那么，在移情发生的时候说出这个经验组织原则要比其他的任务更加重要。特定生活事件可能会指向生命中不同的人，但是这个"不被他人记得"的主旋律确是贯穿始终的。我们要关注这个主旋律，在患者描述的不同的事件与关系中追寻它的足迹，然后让患者意识到它的存在。"你老板不记得你的努力工作""你父亲忘记你的生日""你妈妈今年送你的卡片同去年一样""你的治疗师应该想起来你上周告诉她的话"等等，这些干预虽然表面不同，但本质上都是对患者同一个经验组织原则的阐述。对此，我们将在第六章通过临床案例向大家详细介绍。

除了对患者的情感状态及经验组织原则给予协调反应与阐述之外，心理治疗实践的另一个关键点是探索来访者主观感受背后的个人意义。当治疗师通过情感协调让来访者感觉到自己能够被他人理解接纳的时候，我们可以继续探索其个人意义来推动转化的发生。回过头来看刚才那个患者，我们应该探索"不被别人记住"对他来说意味着什么（个人意义）。如果我们试图同患者一起感受并理解他们的感受，我们就会发现，他无意识地相信了由于自己很无聊、没有什么价值，所以别人才不会记住他的话，甚至忽略他的存在。这就已经触及了主观感受最深入最痛苦的层面，是患者自己意识不到的。

当来访者隐藏的个人意义浮现出来的时候，也就是治疗过程中发生转化的时刻。这个时候，治疗师往往难以给予回应。其实这个时候，最重要的是与来访者"在一起"，让来访者感受到"陪伴"，单这一点就已经超越了其他所有的技术与实践。或许，我们不能告诉治疗师在这个时候如何去回应与干预，但是，此刻的"陪伴"则需要治疗师调动自身所有的心理能量，其心理稳定性、对自己与他人情绪的接纳度等素质都是十分重要的。因此，我们鼓励心理治疗的学习者在他们自己的心理治疗经验中尝试去探索他们自己的主体性。

相比刚刚提到的重要转化时刻，有时候在治疗过程中，患者的陈述很模糊，让人无法把握。这时候治疗看起来似乎要中断，来访者会有些分心、防御和逃避；治疗师也显得疲惫和坐立不安。我们认为患者此刻是有阻抗的。传统观点认为阻抗之所以发生是因为患者不想让治疗师继续了解他不被接纳的无意识动机。从主体间的角度讲，阻抗是移情可重复性的表现。也就是说，阻抗可以帮助来访者"离开"心理治疗，是患者逃避治疗师伤害的一种方法。这时，治疗师就应该反省自身，探索场景中的哪些因素让患者感到受"伤害"进而导致阻抗。

初级治疗师常常不知道如何处理这些"模棱两可"的场景。其实，关注那些未展开的过程，而非仅仅盯着这些特殊的场景不放会比较有帮助。比如，来访者说自己和男友待了一晚上，但又对双方性方面的问题闭口不谈；治疗师或许就会觉得很好奇，她很想知道患者为什么不想说那天晚上的性的情况。对此，有些治疗师或许会直接询问关于性的问题，比如"你们当晚是否发生性行为？"然而，我们认为这种问法存在一些问题。第一，这个问题源自治疗师的好奇心。治疗师关注的主体随着自己的兴趣与好奇心发生了转移；第二，这个询问太专注于细节，仿佛是否发生性行为对治疗来说十分重要。其实，对治疗有重要作用的不是双方是否发生性行为，而是患者对性避而不谈的原因。

我们有一个较好的建议，当患者不想讨论性问题的时候，我们可以关注探索她为什么对性避而不谈，而不是对是否有性行为的事实进行询问。或许我们可以这么说："好像谈论性的问题，让你感觉不太舒服。"这种干预相比直接询问更注重过程（患者谈论性感到的尴尬），而不是只关注特殊细节（是否发生性行为）。

有很多类似的问答可以帮助我们关注过程，而非特殊细节，比如"好像谈论性的问题，让你感觉不太舒服"，"你不想讨论关于你父母的缺点"，"你好像不太愿意谈论你对我的感受"……这些阐述并没有涉及来访者的生活细节，但是它们都可以帮助来访者思考为什么不想面对自己的真实感受。所以，我们建议：在关注来访者的生活细节之前，要尽量探索患者不想面对其感受的原因。

有时候我们还会遇到这样一类来访者，他们的情感体验会威胁或破坏他们与重要他人的关系连接，所以他们否认或忽视这些情感体验。一般而言，这些患者是自我批判的，他们认为负面情感体验的罪魁祸首是自己。比如，一个 30 岁出头的离异女性因为自己与一个年轻男子的关系前来咨询，她抱怨自己太缠人、依赖性太强。她说："我觉得自己像宠物一样黏人，可我就是改不了，怪不得他会讨厌我。我实在太幼稚了。"对这样的患者，我们需要记住：这些患者也是以某些形式去追求一种健康状态、在寻求一种体验；这种体验是她一直需要的，但是它在她成长的过程中却缺席了。面对这种情况，治疗师首先需要给患者自我批判的行为"去病化"。患者或许是太过于依赖；但是对她而言，她之所以这样做是因为她的男友总是回避她，对她有些冷淡，她很害怕失去其渴望的关系。若这个时候，治疗师在治疗中提及患者男友恐怕不会有什么帮助（比如治疗师告诉患者："其实，你越是抓住不放，他越是会感到窒息，然后就离你而去。"）我们要记住：我们需要关注的是患者，首先不要责怪她自我批判的行为，反而还要强化她的自我感知。我们可以说："你觉得自己并没有从男友身上获得太多的感情连接，可是你不太相信自己的感受，反而怪自己过于依赖，但事实是你确实没有从他身上得到你想要的"。或许她对男友的要求过高是因为她的被剥夺感或者丧失感太强。总之，她对情感连接的需要不会因为治疗师同情或支持她男友而有所降低。只有当她感到自己被接纳与理解的时候（让她觉得自己并不是不可忍受的），她的这种需要才会降低。

重释，是很多心理治疗学派都使用的技术，尤其是认知学派。我们并不提倡将重释作为改变负面想法的方法。患者之所以会有那些负面的想法，之所以会贬低自己；并不是因为所谓的"灾难化"的缺陷认知，而是因为恐惧关系的破裂，或者是因为生命中太多次体验到与重要他人的不良关系体验。

我们认为，通过对患者主观情绪体验"去病化"，或者承认患者对健康状态的追求，可以帮助他们提高对自己主观感受的尊重；通过让患者感受到协调的情感体验，又可以促进患者的自我界定以及情感整合能力。因此我们建议：接纳并支持隐藏在患者自我贬低行为背后的追求健康状态的核心动机是十分必要的。

最后，我们想要强调一个十分重要的个人品格——治疗师的个人勇气，我们进行心理治疗的时候很容易忽视这一点。心理治疗，本来就是一个意义构建的过程，它本来就没有什么章法可依。如果我们从窗口跳出去，我们一定会因重力作用而落地；然而，若我们跳进一段治疗关系，就如同跳进了一片未知的领域，因为没有什么心理治疗的"重力"来引导我们的行为。所以，开始一段心理治疗是需要勇气与信心的，当然这种信心并不是盲目的自信。

有时候，面对一些脆弱的患者，我们会很担心患者的安全和生活状况。由于心理治疗充满不确定性，所以我们永远不知道那些看上去极度抑郁甚至有可能自杀的患者到底会不会试图伤害自己或他人；那些背负很多情感压力的患者会不会同时伴有机体的代谢失调，需要马上住院治疗。

对这些患者，治疗师有时候要承受一种不确定性的威胁。我们会怀疑自我：我是在帮助他吗？我是不是已经做了我能做的一切？有些我应该做的事情我是不是没有做？这些患者让我们觉得很棘手。所谓"棘手患者"是指那些能够令治疗师怀疑自我的患者，当我们感受到压力或者不知道如何去做的时候，我们就更急切地想知道自己到底能为来访者做些什么。为了缓解这种焦虑，我们有可能建议患者接受药物治疗、小组支持治疗或者接受其他一些干预，觉得"也许这些干预对特定状态下的患者有一定帮助"；但事实上，我们只是通过这种方式缓解自己的焦虑，并没有真正帮助来访者缓解他们的不良情绪。因此，这个时候，我们不妨问问自己，如果患者接受了药物治疗，到底是谁的情绪得到缓解？他们的还是我们的？

面对自我怀疑的信任危机需要很大的勇气。很多时候，当我们内心很想通过其他方法帮助来访者的时候，来访者内心真正需要的并不是什么其他的干预方法，他们需要的是我们对自己及治疗过程的信心。因此，我们建议：对我们的治疗方法保持信任。面对来访者，我们应该继续探索并阐述他们的经验组织原则，并且对其情感体验给予协调的反应。

本章小结

本章对技术与实践脉络进行了区分，同一板一眼、十分程序化的技术相比，我们的实践脉络既简单又复杂：我们要致力于患者主观感受的展开与阐述。实践依赖于背景；我们需要关注的是治疗的过程，而非具体细节。

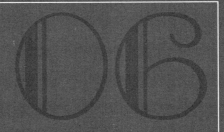

第六章

主体性经验的阐释

有些人对主体间理论存在误解，认为主体间心理治疗的效果是通过共情实现的。基于这个立场，他们不屑地认为强调情感体验的主体间心理治疗未免肤浅。主体间理论重视经验的自体客体功能，强调通过新的关系解决来访者的困扰；因此批评者认为主体间理论并不关注潜意识等深层次的问题，只针对表面做文章。

在此，我们可以给出两个论点证明主体间理论并非肤浅的理论。第一，主体间理论认为个体的经验组织原则形成于生命早期与抚养者的关系中，这是主体间理论的关键；第二，主体间理论认为早年形成的经验组织原则对人的影响主要是无意识的。主体间心理治疗就是探索个体发展过程中形成的经验组织原则，并给予分析与阐释，使其进入来访者的意识。本章内容概括了，在主体间视角下，治疗师与患者是如何对患者的经验组织原则达成协同理解的。

传统观点认为，精神分析之所以有效是因为分析师采取了一系列的治疗技术。弗洛伊德学派认为治疗效果主要来自"解释"，尤其是对移情的解释（Strachey，1934），"解释"是一个概念化的认知过程，借由这个过程，治疗师向患者传达新的观点；关系学派认为心理治疗效果产生于咨访双方构建的"关系"；自体心理学派认为，心理治疗效果借由健康的自体客体关系实现，患者可以通过自体客体经验实现曾经受阻的心理渴望；主体间学派认为疗效来自经验组织原则的探索、阐释和转化。治疗师给予患者的协调的情感反应帮助患者建立了新的经验组织原则；通过咨访双方协同理解的过程，治疗师对患者的主观感受给予确认与阐述，转化方能实现。

"解释"这个术语由来已久。最早见于经典的精神分析理论，该理论强调关注前意识信息可以将无意识内容意识化（Freud，1915b）。弗洛伊德

（1900）提出，"解释"是一种精神分析技术，用来分析来访者梦境和倒错行为背后的潜意识信息。正如弗洛伊德所说（1913b）："梦的解析是为了去除梦的伪装，找到梦所代表的真实讯息"（p.210）。解释还可以解决令人烦恼的心理困扰（弗洛伊德，1913a）。通常情况下，解释常用来表示分析师为解决来访者的心理问题所做的陈述，是对来访者无意识冲动与防御的理解。基于弗洛伊德对"解释"的阐述，Arlow（1987）提出："精神分析的目的就是给出解释"（p.69）。从这个角度看，治疗师的认知通过"解释"传递给来访者，这是自我心理学心理治疗起作用的根本原因，即便这种新的认知视角是依托咨访关系产生的。然而，认知调整要想产生治疗效果，必须要同患者产生情感共鸣（Neubauer，1980）。

作为自体心理学派治疗师，Kohut（1984）认为：治疗师是客观的观察者，通过共情达成的"理解"对治疗有着重要的作用。我们之前提到，Kohut曾对"共情"的概念进行总结。一种观点认为共情是一种观察状态，另一种则将共情视作对心理治疗有促进作用的"关系"（Stolorow，1987）。Kohut（1984）认为有效的干预包括两个因素：第一，治疗师对患者的共情与理解；第二，治疗师将其对患者的理解解释给患者。

对精神分析治疗作用的讨论主要分为两极：自我心理学认为，治疗效果来自新的认知视角的获得；自体心理学认为治疗效果来自患者感受到自己能被他人接纳、理解，进而产生新的自体客体经验。Atwood和Stolorow（1984）认为这两点都很重要而且密切相关，如果患者认同治疗师对移情的解释，他也一定会觉得治疗师能够理解自己，患者对自我与他人的感知也会被塑造和改变，新的经验就此产生（p.60）。换句话说，当患者接受一种新的认知观点来解释内心体验的时候（对内心经验进行有意义的构建），患者也同样产生了被他人理解的体验。因此，"解释"包括两个层面：一是认知层面，即新的观点被患者接纳；二是发展层面，患者渴望的自体客体经验通过治疗师的协调反应得以实现。有效的移情解释包含认知和情感两个元素（Terman，1989），所以，治疗效果也可以区分为认知和情感层面。即便如此，我们还要强调，通过解释获得的认知理解之所以具有治疗效果，是因为它同时令患者获得了被他人理解的自体客体经验。

与 Kohut（1977，1984）的观点相比，Bacal（1990）认为：心理问题产生于患者幼年与抚养者不健全的自体客体关系中，这种关系阻碍了患者发展性心理渴望的实现，因此有效的治疗离不开自体客体经验的获得。通过保持个体所需要的自体客体关系，曾经受阻的心理渴望会在一个安全、协调的自体客体关系中重新启动。因此，患者对自体客体经验（促进个体自我统合的经验）的内化就是在治疗过程中那些"正确的""有治疗作用的"经验的本质（Bacal & Newman，1990，p.258）。

传统精神分析认为，解释基于单人取向的心理治疗产生，是"孤立心灵"理论的延伸（Atwood & Stolorow，1992），对患者而言，治疗师就是权威（Fosshage，1995b）；因此，解释这一术语并不适合于现代关系理论。后现代思潮强调个人意义的构建。主体间理论将精神分析的"解释"视为治疗师对患者个人意义的阐释（Stolorow，1994b，p.43）。个人意义通过咨访双方对来访者感受共同理解的过程得以阐释。既然阐释是将患者主观感受的意义用语言表达出来，我们认为相比精神分析的解释，治疗师把他对患者主观世界的理解表达出来更有价值。总之，阐释是治疗师用语言把自己对患者主观感受的理解表达出来，而理解是通过共情内省式咨询获得的。

我们围绕三个有争议的问题探索主体间理论的治疗效果：一是认知理解的提升；二是被他人理解的体验；三是经验的自体客体功能。通过咨访双方对患者生活事件的协同理解获得的有关个人意义的阐释（新的认知理解）可以促进患者更为深入的自我理解与统合，这样的经验具有自体客体功能。新的自我理解有助于新的经验组织原则的构建以及自我结构的转变。

人类有语言表达与构建意义的能力。针对治疗师的解释，不同的患者会有不同的反应；因此，治疗师的措辞对治疗师和患者来说都具有十分重要的意义。本章我们将重点讨论语言阐释潜在的自体客体功能。

在对这个问题的讨论上，我们认同 Donna Orange 对自体客体相关性背景下自体客体体验的阐述。Orange（1995）认为：自体客体相关性是一个人对重要他人或依恋对象的体验；这种体验对自我统合感、积极自我、自我连续性的支持及发展具有十分重要的作用（p.177）。患者的主观感受及其对主观感受的理解是经验组织原则产生的基础；而经验组织原则及其伴随的情感体验是治疗师在治疗中共情与协调的重点内容。我们认为，治疗师对复杂情感的阐释具有自体客体功能，可以促进来访者自我理解的加深。新的自我理解有助于提高自我连续感，即来访者感到当下体验与过去体验具有连续性。因此，阐释之所以有价值，是因为患者可以通过新的经验组织原则加深自我理解。

自弗洛伊德以后，治疗师们就开始质疑仅仅使用语言阐释到底有没有治疗效果。自我心理学家认为，想让患者接受新的认知理解，阐释就要结合适当的情感因素。我们认为，语言干预只有在自体客体相关的背景下，才能达成认知与情感两个层次的理解（Orange，1995）。阐释对于患者认识并评估旧有的经验组织原则，产生新的经验组织原则具有重要意义。治疗师通过阐释将患者的主观体验表达出来，这对患者的自我统合的提高、情感与经验的整合有着重要作用。

人类是意义的创造者，正如 Orange（1995）所说："人类终其一生，都有组织经验和构建意义的趋向。精神分析是关于意义的访谈，是治疗师与来访者就来访者的情感生活进行协同理解的过程（pp.6-7）"。人类有象征表现的特殊能力。18 个月大的婴儿已开始使用稍微复杂的语言，随着语言技能的获得，记忆、交流方式以及经验的组织也逐渐发生改变。他们不仅仅获得线性的、直观的思维过程，随着额叶皮质和相关旁路的发展和成熟，有关表征、抽象的过程也逐渐发展起来（Lichtenberg et al.，1996）。

Levin（1991）根据神经科学的研究进展，提出理解精神分析效果（尤其是移情解释）的几个途径。根据 Levin 的观点，治疗师使用的隐喻或象征性的语言，可以连接不同水平的神经功能。比如，一个隐喻可以结合触觉、听觉、视觉；可以连接过去与现在的经验，在经验的叙述中结合情感；也可以启发不同认知水平的联想（前语言感觉运动经验，象征性表达的高级阶段）。隐喻所包含的不确定意义可以启动大脑多种信息处理方式，新的联想与理解也就此发生。

述情障碍的儿童使我们关注于用语言表达感受的发展任务的重要性。通过适当的情绪表达训练，孩子们可以理解自己的感受，这有助于情感的组织与整合。根据 Reckling 和 Buirski（1996）的观点："如果没有思考感受的能力，孩子们就不会发展出用语言表达情感的能力，这样，他们就只能通过躯体信号表达情感。抚养者如果不能较好理解孩子的情感，孩子识别自身情感的能力会受到影响，这样的孩子也不能用合适的方式表达情绪（他们可能依然会通过躯体信号来表达）。"（p.85）

当然，治疗师对患者已有经验组织原则的阐释对于治疗来说并不是最重要的。Lachmann 和 Beebe（1996）认为，非语言互动对治疗效果和患者的心理成长也至关重要。需要强调的是，对患者心理发展动力的阐述可以促进患者的自我理解——个人发展背景下对个人经验组织原则的理解；这种自我理解又可以促进自我连续体验及统合感的提高。了解一个人的经验组织原则及其形成的环境背景可以促进个体体验的整合。比如，通过治疗师的阐释，一个成年男性患者会慢慢意识到自己的愤怒是抵挡父母对自己不良评价的保护伞；是他对这个充满威胁的世界的保护性防御。这在他童年时代对于他的生存是十分重要的。成年之后，愤怒仍然是他与客体保持距离的方式。这种理解对患者来说是一个原型，是其借以评价当下关系中潜在威胁的原型，也是他自我保护行为的标志。经过治疗，他认识到，相对别人而言，自己更容易受伤，对创伤体验更具有易感性，因此自己比别人更容易被激怒。

自体客体关系的阐释具有重要的自体客体功能，因此阐释的准确性是值得我们关注的问题。关于这一点，不同的人提出了不同的观点。

弗洛伊德坚持对个人经历真实性的追求。以建筑为例，他挖掘被掩埋的无意识层以获得患者对过去经验的真实记忆。挖掘过去的重要工具就是解释或者构建。弗洛伊德认为（1937）：

"治疗师的构建应该让位于患者对过去经历的回忆，如果患者能回忆起过去的真实经历，治疗师应该停止对其经历的构建。有时我们到不了这个程度，因为很多时候患者并不能回忆起被压抑的事实；这个时候，我们就需要对其过去经历进行构建。如果治疗按部就班地进行，我们能够令患者对我们构建的过去深信不疑。在这种情况下，构建同样具有治疗效果。"（pp.265-266）

弗洛伊德是 19 世纪的实证主义者，起初，他坚持"对事实的信任"，尊重并信任事实的客观性，这种观点与后现代学派对个人意义的强调正好相反。后来，弗洛伊德逐渐认识到，合理的构建同样具有治疗效果，即使这种构建是治疗师通过不断接近事实的揣测而获得的。

弗洛伊德强调合理的解释与构建的重要性，同时他认为错误的构建对治疗的影响不大。正如他所提出的（1937）：

> "如果我们犯了错，给患者一个错误的构建作为事实，那么也没有什么危害。单单一个错误是没有什么危害的。如果你的构建并不正确，患者就不会给出'对'或'错'的反馈；因此，错误的构建，对患者来说并没有什么实际作用。如果治疗师的构建对治疗进展没有一点帮助，我们也可以在适当的时机不失权威地向患者承认错误。所谓'适当的时机'是指患者在后来的咨询中给我们提供一些事实让我们进行了更好的构建；这时候，我们可以推翻旧有的构建，以新的合理的构建取而代之。因此，如果起初使患者接受了我们相信但他们并不相信的构建，也可以找机会对此进行弥补，这种行为的危害性被人夸大了，这种夸张是没有必要的。"（pp.261-262）

Glover（1955）在其著名的论著中提出了自己对"不准确的解释对治疗的影响"的看法，本论文发表于1931年，早于弗洛伊德发表上述观点6年。Glover的立场与弗洛伊德相反，他反对弗洛伊德认为错误的构建对患者没有太大影响的观点。他认为患者会将不准确的构建作为"代替物"（p.365），它们不利于患者症状的改善，会导致患者对深度心理分析的排斥。

现代关系理论放弃了对"客观事实"的追求，也不赞成所谓解释与构建的"正确性"（Mitchell，1993）。正如Mitchel所说："患者的经验，联想以及记忆可以以多种不同的方式组织整合。最终的组织结构仍然基于一个二元关系，它不但与患者自身经历有关，还会受到治疗师理论及思维方式的影响。临床案例的意义本身是不存在的，直到它被构建出来——意义不是被揭示的，而是被创造出来的"（p.58）。

从这个角度来看，将正确与否的标准应用于构建或者阐述是没有意义的。治疗师对患者主观感受的阐释代表了治疗师对患者主体性的理解，会受到治疗师主体性与理论体系的影响。

因此，语言阐释并不是对患者客观事实的澄清，它是基于当下的背景或者"此时此地"治疗师对患者主观感受的理解。对患者经验组织方式的理解一定会受到治疗背景的影响。从解释或者构建的角度来看，阐释并不是基于患者过去的真实经历，它是以患者当下主观感受以及经验组织原则为基础。对患者而言，阐释是否有意义取决于治疗师的阐释是否具有自体客体功能。因此，我们并不以"是否接近事实"为标准判断治疗师的阐释，而是以患者是否觉得阐释具有意义为标准。所谓"对患者有意义的阐释"是指患者通过治疗师的阐释获得一种新的经验组织方式，达成新的自我理解，这种理解有助于患者的成长。

我们经常遇到这么一类患者，他们信仰上帝，对上帝的信仰就是颇具组织性的体验。对心理治疗来说，我们不是要探讨上帝是否存在；信仰上帝是这些患者理解自我的方式，其他的信仰也有类似的效果。阐释，基于咨访双方的经验构建而来，也是信仰体系的另外一种形式。患者之所以能够接纳治疗师对他们主观感受的阐释，是因为这种阐释对他而言具有意义，可以帮助他重新组织自身经验。当然，如果患者不接纳治疗师的阐释，也说明了患者觉得这些阐释没有组织性，甚至是瓦解性的。我们并不是故意修改或者修复患者理解或组织经验的方式，而是当新的经验组织方式被构建出来的时候，旧有的经验组织方式自然而然地消退了。

即使我们不以"真实正确"为标准判断治疗师的阐释，我们仍然相信，有些阐释可以促进经验的转化；有些阐释虽然具有组织性，却不具有转化性。对解释或者构建的误用不利于患者的发展。有些阐释虽然是对患者过去经历或者无意识信息的构建，但其不关注患者主观感受、关系背景及情感，这样的阐释是具有破坏性的。"那些遭受了父亲性虐待的人就做你这样的梦"，这种阐释就是具有破坏性的，因为它虽然企图重构患者的真实经验，但忽视了患者的主观体验。我们不能通过主观感受推断客观真相。弗洛伊德认为，通过深入患者的潜意识，我们就可以挖掘其过去生活的真相。比如，弗洛伊德（1918）对狼人所作梦的解析（Buirski, Haglund, 1998）。患者 18 个月大的时候，某天下午五点钟，亲眼看到父母的 3 次性交行为。我们也不知道这到底是不是患者经历的客观事实。实际上，我们只能通过经验观察的方法获知事实，而不是通过对个人意义的分析来获得。

不久前，一个电视新闻杂志曾经报道了一个接受过前世治疗的患者及其治疗师。治疗师介绍说患者是由于害怕水前来咨询的。在催眠治疗下，患者回到前生。在催眠中，治疗师发现，患者在 17 世纪由于船只失事而溺水身亡。患者报告说，对前生事件的记忆对他来说很有帮助，从此之后，他就不害怕水了。

我们认为，患者的前生记忆给患者提供了一个新的自我理解与组织经验的方式。但这种新的解释方式其实是一种矫正性体验，我们将在第七章对此进行阐述。作为一种矫正经验，这种干预方式可以促进防御的僵化，不能促进患者的自我成长与发展；确切地说，这种体验确实具有组织性，但不具备转化性。

本章提出的很多观点引起业内对虚假记忆综合征的争论（Harris, 1996）。虽然不能在本书讨论这场争论，但是我们必须考虑到患者与治疗师共同构建的理解的相对准确性。从主体间的角度出发，记忆、幻想和体验的个人意义都是分析咨询的中心，这些意义不一定要同过去或者当下的事件相匹配。然而，患者与治疗师共同讨论这种构建的主观性是很有必要的。正如 Harris（1996）所说："我们必须承认支持的咨询氛围以及当下从患者身上所获得信息的重要性。虽然我们会担心自己不能正确地理解患者，可是这与我们对患者体验的关注并不冲突；如果治疗师在治疗中没有关注患者的体验，那么在接受案例督导的时候，必须说明自己为什么这么做"（pp.183-184）。

阐释离不开主体间场，患者倾听阐述时的感受是很复杂的。有时候，患者认为治疗师的阐释是对自己的责怪或支持，是让人满意的、有破坏性的、发自内心的或造作的；而患者对阐释究竟有什么样的感受仍然更多地取决于当下的主体间背景。能产生认知意义与情感理解的阐释必须以自体客体关系为基础，这样的阐述才可以提高患者的自我理解、自我统合感及连续性，才有助于情感的整合和接纳。下面，我们通过临床案例来进一步阐述我们的观点。

临床案例

Hannah，36 岁，女，曾因自杀接受过一段时间的住院治疗。目前还有不能控制地撞头、用刀割伤自己等自残行为。为了说明阐释所具有的自体客体功能，我们从 Hannah 的前两次治疗中截取了三个片段。对患者主观感受的阐释可以让他们更好地了解自己的过去和当下，促进其自我统合感以及经验的连续性，进而促进自我理解。本章并不是要介绍短期治疗的可行性，我们之所以选择患者的前两次咨询只是为了向读者说明在新形成的自体客体关系中对患者的感受进行阐释的意义。

在首次咨询的时候，治疗师询问患者为什么来咨询。

患者：（首先描述了前几年住院治疗的经历）"我觉得我的问题并没有得到较好地解决，我的身心状态都不怎么好，也不知道我到底是谁。现在的生活有意义吗？我觉得没什么意义，也没有什么希望。我觉得我心里有一团阴影，非常灰暗。"

治疗师："这种感受与当时让你住院的感受有关吗？"

患者："我觉得有关吧，我不能区分现实，我不会表达自我，别人也不能了解我。"

在这个简单的初次访谈中，患者就提出三个问题，治疗师也在前两次访谈中主要关注这三个问题。①Hannah 不知道什么是有意义的，她不能让别人理解她；② 不稳定的自我感，她不知道自己是谁；③ 她内心总有一种灰暗的感觉，这种感受和个人结构的混乱有关，她过去住院治疗也是这种感受导致的。当然，这三个方面是我们人为区分的，这么做的目的是为了更简洁地说明阐释的效果。

Hannah 进一步表达了缺乏自我统合感的主观感受，她的生活中缺乏镜像自我反馈。她一直问治疗师："这有什么意义？"这说明她面临的一个发展困境。通过这个问题，Hannah 提供了这样一种可能：如果治疗师能够了解她，或许她就知道自己是谁。跟随"是否有意义"这个主题，治疗师这么回应她觉得自己不能被他人理解的问题。

治疗师："你总是很担心'是否有意义'这个问题。你之前有过被误解的体验吗？"［治疗师谨慎地阐释患者可能存在的经验组织原则：人们总是不能理解我。］

患者："我总是不知道如何自我表达，总是不能澄清我的意

思。"［患者责怪自己不能很好地沟通。］

治疗师："你觉得不能很好地沟通是你的问题，而不是听众的问题？"［治疗师阐述患者的体验。］

患者："当然是我的问题。"

治疗师："嗯，对此，你表现得很肯定啊。"（治疗师笑了笑）

这个非语言信息说明咨访双方都没有就患者的问题（患者认为自己不能清晰地沟通）给予明确的回答。通过幽默的回应，治疗师试图让患者放弃自我责备的想法与体验。

这时，Hannah 确认了自己无法同别人进行良好沟通的问题。她觉得不能进行良好的沟通是因为自己不能较好地表达自己。然而，当治疗师问她跟谁交流或者在什么情况下不能顺利沟通的时候，她说面对亲人的时候才会如此，比如丈夫、前夫、母亲等，她还提到自己住院期间，母亲和姐姐都不曾看望自己。

治疗师："你觉得很受伤。"［对情感的阐述。］

患者："我之所以受伤是因为我总是一切为别人着想，这就是我在家中的角色。"［Hannah 确认自己经验组织原则形成的背景。］

治疗师："你的角色就是帮助别人，为他人着想"［澄清患者第二个十分重要的经验组织原则。］

患者："对！"（口气坚定且激动，有一种被人理解的感觉）

患者："我真的是……（叹息），当人们遇到问题的时候就来找我，我会倾听他们的苦恼，然后帮助他们……"

治疗师："但是没有人倾听你的感受。"［重申患者的经验组织原则。］

患者："对，这个时候我觉得没有人能够理解我。"（她说姐姐让自己帮忙照顾孩子，但她不想承担这个责任，这时候姐姐就很生气。）

治疗师："她不会顾及你的感受。"［治疗师关注患者主观感受背后的经验组织原则。］

患者："对，就是这样。"

治疗师："她不关心你需要什么。"［重申。］

患者："对，对，是这样。我觉得我不会处理家庭关系，他们真的不关心我，从来不倾听我的感受。"

此时，患者意识到并逐渐接纳了自己真正的经验组织原则：别人都不理解自己，不倾听自己的感受。她不再一味地责怪自己。当然，我们还要注意一个问题，患者对经验组织原则的接纳到底是真的还是对治疗师阐释的些许赞同。然而，在下面我们看到，患者对组织原则的接纳的确来自她的联想，这已经回答了她是不是顺从治疗师的问题。

患者："我想到这样一个画面，是我在绘画治疗时画的一幅画。这画真的很奇怪，在画里，我是一个跪着的小女孩，我的家人，我只画了他们的头，头画的很大，他们都不看我，也都没有耳朵。"

治疗师："他们不听你说什么，也不看你。"［这里治疗师重申患者的经验组织原则，此外，治疗师在确认患者的主观感受，让她信任自己的主观感受进而促进其自我界定。］

从接下来的对白我们可以看到，Hannah 很关注自己与丈夫的关系，为了满足丈夫的需要忽略了对自我的关注。当她试图同丈夫交流感受的时候，他总是没有回应。她觉得自己不能改变任何事情，也无法停止当下的关系。

患者："我觉得我和他没法交流。当我觉得我的话对他来说无所谓的时候，我就觉得说什么都没有意义。"

治疗师："他不会听你说什么。"［治疗师帮助患者认识到并不是她表达不清晰，不是她不会交流，问题的关键是她丈夫根本不愿意倾听。］

Hannah 提到自己与孩子的关系还算不错，最起码孩子没有让她失望。她将自己与孩子的关系同她与母亲的关系对比，我们也发现了倾听和被倾听的问题。

治疗师："他们（孩子）听你的话吗？"

患者："是的，我试着不让自己成为妈妈的样子。我妈妈一直让我听她的，让我做她的知心人，但她从来不倾听我的感受。对于我的孩子，我总是试图倾听他们，我不想与我妈妈一样。"

这段访谈以下面的对白结束。

治疗师："你对今天的访谈有什么感想？"

患者："印象深刻，我的感受也很强烈，这个话题在平时很少谈到。"

治疗师："它引发了你的很多感受。"［治疗师试图澄清 Hannah 的情绪感受。］

患者："是的，当然。我感觉很混乱。"

Hannah 又开始自我责备，最开始的经验组织原则显露出来。

治疗师："我觉得我可以理解你"［治疗师认为 Hannah 是可以表达清晰的，自己可以协调回应 Hannah 的情感体验。］

患者笑了笑："谢谢你。"

Hannah 对自己有一个自我贬低式的评价。经过治疗，她的经验组织原则逐渐发生变化。起初，她坚信是自己沟通不良导致了问题的发生。后来，她觉得问题的关键是别人不能倾听她的内心。最后，她觉得自己或许是有一些难以理解，但是如果别人用心的话，还是可以理解她的。起初她自我责怪，后来她能够了解问题产生的主体间背景。

第二段访谈以患者对上次面谈的感受开始：

患者："上次你提到别人不能倾听我的内心，我回去想了想这个问题。我认为这是真的，情况确实如此。当我面对不那么亲密的关系的时候，我就不会存在沟通不利的问题。"

此时，Hannah 已形成新的经验组织原则，她觉得自己是可以被别人理解的，只是取决于关系背景。

这时，患者说到自己近期发生的一件事，她与丈夫就 23 岁孩子的问题进行争论，儿子没同自己商量就把车开走，这部车是自己唯一的交通工具。她向治疗师讲述了这件事以及她为获得丈夫支持而做出的努力。

患者："你知道，如果你坚持和一个不倾听你的人沟通，而他还是没有改观，你最终会放弃与他的沟通。"［此时的 Hannah 已经离旧有的经验组织原则越来越远。］

治疗师："你觉得让他倾听你是不可能的。"［治疗师试图表达患者组织原则背后的失望体验。］

患者："是啊，和他沟通永远不会胜利。他从来不听我说什么。"

患者在第二次访谈中讲到了一些生活事件，她说自己不想与丈夫继续进行沟通，也放弃了让丈夫理解自己的打算。她前夫对他实施过家庭暴力，她将现状与过去的暴力联系起来。在后面的探索中，她提到自己处理与继子的关系时所体会到的孤独、孤立以及对身体伤害的担忧。

患者："我从来都不会维护自己，我生命中大部分时间都是这样的。你知道我的意思吗？我觉得我一直是这样。我也不想这么做，在家里，我一点自由都没有，这种生活简直就是炼狱。"

治疗师："所以，最安全的就是别人看不见也听不见。"

患者："确实，最坏的是，我觉得自己（哭、叹息）好像陷入一种麻木状态，差不多有10年时间，我一直都是孤零零的。这个时候我开始为自己着想，以前我总是替别人着想，总想要为这个人做这件事，为那个人做那件事，我要照顾妈妈，我要为丈夫这么做，孩子需要的时候我要在他们身边……最后，我觉得我从来没有为自己做过什么。我开始学着分出一部分时间给自己，哪怕只有一点。我开始觉醒，我要听从内心的呼唤，做真实的自己，而不是别人所希望的那个我，但是我不知道如何保持这种状态。"

治疗师："当你面对丈夫或者孩子指责的时候，你发现做真实的自己真的很难。"

治疗师总结了患者新的经验组织原则：隐藏自己真实的想法她才能获得安全感，这时患者自我界定的冲突已经显现出来。为了和重要客体保持关系，她不能接纳真实的自己。我们看到，在相当短的时间内，Hannah 就改变了自己的经验组织原则，从坚信自己不会交流变成觉得身边的人不想倾听她，同时她觉察到表达自我的真实想法是不安全的，不利于自己与他人维持关系。咨询关注的中心由外（她的丈夫不倾听她的话）慢慢转向内（她与丈夫关系比较紧张），Hannah 害怕激惹丈夫，也害怕破坏自己与他的关系。

在上面的对话中，患者从最开始的主题（自己不能被人理解，缺乏一个协调的回应者）转向一个新的主题（不知道自己是谁，不能发展合理的自我界定）。在治疗过程中，治疗师把患者不被他人倾听的感受表达出来，由此，治疗师发现她亲密关系的核心特点：同她亲近的人都不关心她、倾听她。通过对其经验组织原则的阐释，患者获得一种被他人理解和倾听的体验；同时也认识到，虽然不能被生命中的重要他人理解，但这并不是她沟通不良导致的。因此，她能够以新的角度来理解自己的行为以及不健全的自我界定。为了保持与重要他人（丈夫、母亲和其他重要他人）的关系，她放弃了自己的真实想法。

患者："我不知道我是谁，更不知道如何做自己。"

治疗师："你想取悦你丈夫。"

患者："好像是吧，我也不知道，我可能太咄咄逼人了？可是我不觉得自己有那么咄咄逼人，更多时候我都是屈从他的。"

治疗师："听上去不管你怎么样，他都不赞同你，在他眼里，你好像做什么都不对。"［治疗师想要说明她的感受，但是说的可能不是那么准确。］

患者："可能吧。"［如果治疗师能够恰如其分地与患者进行协调，患者的反应会坚定且激动。这种回应说明患者更多是一种顺从，而不是真的感觉被治疗师理解。］

治疗师："你经常觉得自己受到否定。"

患者："我做到他想让我做的事的时候就不这样。但我也说不好，有时候我能做到他的要求，但那就不是我了。这到底是怎么回事？"

治疗师："也就是说，当你做到他想要让你做的事情的时候，他才会认同你。"

患者："对，但是并不总是如此。"

治疗师："你并不是很清楚他到底想让你成为什么样子。"

患者："对，对，就是这样！"［此刻，治疗师做到了给予患者协调的反馈。］

患者跟随治疗师更接近自己的内在，看到了自我界定的冲突，慢慢了解到同丈夫发生冲突的时候，她是如何失去自我的，尤其是丈夫不能理解她的时候。

患者："我丈夫总会对我说'我知道这件事不一定都是你的错'，但是他对儿子却什么都不说，所以在他心里，一切都是我的错，是我造成的。这又有什么意义呢？对他来说，一切都是我的错。"

通过上面的对白，我们看到，在丈夫强烈的情感压力下，她的自我界定出现了问题。

治疗师："听上去好像是说，你是所有问题的罪魁祸首。你对此好像也比较认同，因为你并没有否认。"［治疗师试图确认患者的主观感受，也确认她自我界定方面的冲突。］

患者："对，我不能确定。有那么一段时间，我觉得不是我的问题，而现在……"

治疗师："你现在很困惑。"

她对自己的感知再一次感到困惑。她回想起第一次咨询时提到的体验：自己内心有一些灰色的感受。首次访谈的时候，她就说到这种感受："这种感受特别糟糕，而且让人害怕，为什么会这样？"

在第二次咨询快结束的时候，她说起这个话题：

患者："为了感觉好一些，我就做一些伤害自己的事情。我不喜欢这么做。"

治疗师:"但是你确实是这么做的。"

患者:"是的,这是一种非常孤独的感受,不是孤立、孤单,而是孤独。"

治疗师:"这是不是上周你说到的灰暗的感觉?"

患者:"一部分是,并不是全部。这更像是一种自我破坏的东西,如果我可以不断伤害自己,或许这种感受会好一些。"

治疗师:"你说伤害自己可以让这种感受减弱,你能具体说说吗?"

患者(长时间的沉默):"我也不确定是自我伤害的感觉遮盖了灰色的感受,还是真的把灰色的感受减弱了。"

她解释说,如果自己足够痛苦,她就觉得自己很混沌,而这种混沌的感受能够让她获得暂时的心理平衡。

治疗师:"混沌的感觉让你忘记了你丈夫给你的伤害?"[治疗师试图表达对她的感受的理解]

患者:"嗯,太对了,就是这样。(短暂停顿)如果我伤害自己,内心就不会有那种极坏的感受。"

Hannah 通过自残让自己忘记受伤以及不知道自己是谁的感受,这开启了有关自我界定的话题。

患者:"那种感觉就好像,一旦你成为罪犯,你的额头上就有一个代表你是罪犯的烙印(她指着自己的额头),而且只有不正常的人才可以看到,它就像一块磁铁。"

治疗师:"听上去你觉得是你主动吸引或者邀请他人对你的伤害或攻击,我觉得这是因为你已经被攻击过很多次,所以你才会相信自己一定会再次受到伤害，觉得这就是自己的命运。"

治疗师试图解释 Hannah 为什么会受虐式地"邀请"他人伤害自己。他提出一个代替性的观点，这个观点引出另一个经验组织原则——她因为自己曾经经历过的伤害而责怪自己。

患者："嗯，是的。（停顿）应该是这样。"［这是她的经验组织方式之一。在未来的治疗中，她会发展出新的解释经验的方式。］

治疗师："你从来没有体验过别的关系。"

患者："我所有的关系都以这样或那样的方式结束了；也可能根本就不存在。像我这样被他人对待，我觉得自己是愚蠢的，没有价值的。但是，我付出的比我想付出的要多，我觉得自己好像是被迫付出的。"

治疗师："你没有体验过一种新的关系，在这个关系中，你的收获和付出是成正比的。"

治疗师说出 Hannah 对一个不同的关系的渴望，由于她特定的经验组织方式，所以她才没有机会获得新的关系体验。

患者："是的，我好像一直在寻找，可是最终找到的都不如意，我可不是故意去寻找这种令人不满意的关系。我甚至以为，我总是会同我不喜欢的人建立关系（笑），这很奇怪。我觉得如果我现在遇到我丈夫，我知道他会这么对待我，我肯定不会嫁给他。"

首先，Hannah 在努力拒绝治疗师对她有受虐倾向的评价。随着治疗的加深，我们发现此前的治疗师也认为她具有一定的受虐性。由于她的聪明与博学，在阅读的过程中也见过有关受虐的观点，而且这两次咨询令她更加明白自己的感受，所以她才拒绝这种说法。首次咨询的时候，她觉得她与丈夫的关系是她拥有过的最好的关系。但是现在，她觉得这个关系并不如她说得那么好。她谨慎地发展出新的经验组织原则：我值得更好的，我还可以拥有更多。

直到咨询结束，Hannah才发展出这个新的经验组织原则。最后，她说自己喜欢写作，很想在咖啡吧的读书会上同大家一起分享。

患者："我觉得没有他我不会这么做，我甚至觉得自己没法和他说这件事。"

治疗师："但是写作是你喜欢的事，它让你获得一种好的感觉。"［治疗师在确认患者的情绪感受。］

患者："是的，当我这么做的时候，我觉得我在做自己。"［治疗向有助于患者自我界定的方向发展。］

治疗师："你希望自己能去参加活动并同大家一起分享。"

患者："是的，我当然希望，我喜欢读书会。"

Hannah和治疗师共同探索患者首次咨询提出的几个问题以及问题背后的意义，治疗师细心地将Hannah与亲密客体在一起时的感受表达出来，比如她感觉自己无法被人倾听，由于治疗师的合理回应，她觉得自己是可以被他人理解的。在这个安全的环境下，治疗师再次开始谈论Hannah日益增强的困惑感与自我破裂感。通过深入了解Hannah与丈夫冲突时的主观感受，治疗师使患者意识到自己是如何失去自我的，同时也认识到为了与丈夫保持关系，她压制了自己的真实感受，这种阐释令患者开始谨慎地探索第三个话题——她的空虚感与自伤行为，以及那些被形容为"一团阴影""黑洞"的感受。随着治疗深入，Hannah发现了属于真实自我的那部分真实与乐观，比如她在写作方面表现出的能力以及希望自己的作品被大家分享的想法，这两次咨询让 Hannah 更好地理解了自己遇到的问题。

讨论

在这个临床案例中，Hannah 逐渐修改了最初的经验组织原则（从最初坚信自己沟通不利到最后认为是别人不关心自己），治疗师对患者的经验组织原则进行了分析与重构。由于治疗师的肯定与支持，她从最开始认为自己不会交流沟通，转变为认为问题或困扰其实是来自亲密关系互动形成的主体间背景。一旦她认识到经验组织原则的普遍性，她对自己的理解就逐渐加深，并且通过多种形式表现出来，比如，她认为自己对婚姻有着合理的要求，自己有权利向丈夫提出某些要求，并且得到理解与回应。这些想法说明她逐渐发展出了一个更加坚定、更加统合的自我。此外，通过第二次治疗，她发现，她喜欢与他人分享自己的作品，她想象自己在没有丈夫支持和干预的情况下独自去做这件事，还探索了这种行为的情感与意义，这说明她的自我界定在逐渐提升。通过治疗，她意识到自己对沟通能力的过度关注与担忧其实都来自她不被他人倾听的经历；而且，自己对当下关系的体验和童年经历有着千丝万缕的联系。从这一点来看，她获得了一种连续的自我感。最后，她以积极乐观的状态结束了第二次访谈。随着治疗的进行，患者对自我的理解逐渐加深，这也有助于她获得新的体验。

虽然本章仅仅简单介绍了两次咨询的内容，但它却告诉我们，阐释可以使患者意识到自己的经验组织原则及其伴随的情感。治疗师与患者对童年经验及组织原则"理解"的过程有助于塑造和调整当下的关系。通过咨访双方的协同理解，患者获得了新的自我理解，进而促进了主观感受的转化以及新的组织经验原则的形成。

本章小结

治疗师协调的情感反馈及阐释具有重要的自体客体功能，它能促进患者的自我理解。治疗师的阐释之所以有效，除了能令患者获得新的认知理解，还因为它可以让患者体验到自己能够被他人理解与接纳。正是通过咨访双方对来访者感受的共同感受与理解，患者才获得上述体验，达成了更深刻的自我理解。通过治疗师在自体客体关系背景下的阐释，患者逐渐能够理解无法忘记的过去与充满问题的当下；而在此时，新的经验组织原则也就慢慢形成了。

第七章

治疗关系的校正与调整

在第四章，我们讨论了移情的两个维度。首先是自体客体维度。患者期待在心理治疗中获得一种新的关系，这个关系可以帮助他们实现发展过程中没有满足的心理渴望。对患者来说，他们幼年与抚养者的关系是不健全的，这种不健全主要表现在两个方面。第一，他们渴望抚养者给予协调的情感反馈，而抚养者却常常不能满足，这导致了痛苦的受伤体验；第二，抚养者不会用正确的方法处理患者的受伤体验。那些不能提供协调情感反馈的抚养者自然不能在"伤害"了孩子之后用合理的方式修复由他们引起的创伤。

移情的第二个维度是可重复性。在治疗过程中，患者有时候害怕新的咨访关系会同童年与抚养者的关系一样令人失望，让自己受伤。移情中对创伤的恐惧与逃避往往隐藏于"阻抗"中。传统精神分析认为患者是想通过"阻抗"阻碍治疗师的解释（解释让来访者的无意识信息进入意识），他们有一种悲观的动机想要拒绝治疗师的帮助。然而，从主体间的角度讲，阻抗是患者的一种自我保护，具有积极、健康的意义。通过逃避这种有可能产生创伤的关系，患者在可能导致"伤害"的治疗师面前，尽可能地维持着从前的自我组织结构。

提到患者渴望却未得到满足的自体客体需要，Orange 等人提出这样的观点（1997）："对自体客体移情的解释有两种完全不同的观点，这种不同主要表现在起因和意义方面。有些人认为，患者渴望与治疗师建立新的关系，这种关系可以帮助他们实现发展过程中没有满足的心理渴望，这也是Kohut 最初对自体客体移情的解释；还有人认为，患者想要从治疗师那里获得一种回应，这种回应可以抵消旧有的经验组织原则，而经验组织原则是移情可重复性的具体表现（Stolorow，1987）。第一种观点认为患者想通过新的关系来弥补过去的丧失，第二种观点认为患者想要对当下的关系进

行矫正。"（p.65）

自体客体体验可以促进人格结构的转化，因为它们可以满足患者一直需要但是未曾实现的心理渴望；矫正性体验可以掩盖当下经验组织原则所产生的痛苦、瓦解性情感。一般来说，相对于发展一种新的自我组织结构却遭遇失败，患者常常选择抵消经验组织原则产生的不良情绪，比如患者下意识地相信自己是令人讨厌的。矫正性体验可以掩盖这些痛苦的情感（比如羞愧或者自我厌弃），是在保持现存组织原则的基础上具有抵消作用的体验。由于矫正性体验可以暂时帮助患者忘掉痛苦，又不影响已有的经验组织原则，因此他们对这些抵消性体验的需求从未停止，会对矫正性体验"上瘾"。

传统概念里，"矫正"指一种治疗，用来抵消毒品依赖。对主体间理论来说，这个术语的含义需要重释。对于经验的组织来说，矫正性体验只是遮掩了当下让人痛苦的情感体验，而不是真正改变或治愈；矫正过后，潜在的痛苦还会继续蚕食看似健康的表象。这与糖尿病患者对胰岛素的需求是一样的。胰岛素并不会治愈糖尿病，它只是对血糖进行调节而已，是治标不治本的；然而患者对胰岛素的持续需求却让这种"矫正"成了一种新的物质依赖。了解了这些，我们就可以继续讨论矫正体验的抵消或对抗作用了。

Atwood 和 Stolorow（1997）认为，移情的自体客体体验对某些患者来说是十分重要的，而移情的矫正性体验对其他患者来说也是至关重要的。对于同一个患者，在治疗的不同时间产生不同的经验也是很常见的。接下来，我们就通过两个临床案例来说明移情的自体客体维度和矫正维度是如何转化与维持现有的经验组织原则的。我们需要了解矫正性体验是如何既掩盖令人痛苦的瓦解性的情感状态且又保持旧有经验组织原则的。

临床案例

Theodore，23 岁，男，在寄宿家庭长大。他在便利店工作，想一边兼职一边完成大学学业。他来大学心理咨询寻求帮助是因为他有焦虑抑郁病史，而且总是无法与女性保持稳定关系。他的治疗师，一个女研究生，在治疗中了解了 Theodore 早年情感被严重剥夺的经历。她认为，Theodore欠缺情感整合和调整能力，所以其自我统合感的发展并不健全。这是一个典型的自我发展缺陷模型，我们重点关注了 Theodore 发展过程中的欠缺。对他的治疗主要关注移情的自体客体维度，即对其脆弱的人格结构接纳与反馈。简单地说，就是在治疗中让患者满足发展过程中没有实现的心理渴望。

在治疗的最初几个月，Theodore 总是疏远治疗师。他给治疗师这样一种印象，他好像什么也不需要，不需要别人帮助他；即便如此，他每次访谈都出席，从不缺席。随着三个星期的实习期接近尾声，他开始在治疗中提到"结束"的问题。治疗师认为他想结束治疗的想法可能与即将到来的分离有关。虽然起初 Theodore 对治疗师要休假的事实显得不以为然；但是，他很快就显示出情感防御上的缺陷。治疗接近尾声，他变得很情绪化，很容易激惹；他突然觉得自己很依恋治疗师，需要她继续为自己做治疗。他的需要变得越来越迫切，他问治疗师是否可以在其实习结束后继续为他进行治疗。治疗师否决了他的提议，因为在休息期间，诊所是不营业的。听了这些，Theodore 很生气，还对治疗师进行侮辱——他认为治疗师很虚伪——不专业甚至不道德。他觉得治疗师只是假装关心他，她这种做法只是为了完成任务而已；如果她真的关心他，就会答应他的要求；哪怕是换一个地点进行咨询，也不会拒绝他；治疗师与他寄宿家庭的人一样，当他不再让他们满意后，就试图抛弃他。

治疗师试图探索 Theodore 产生这些感受的原因。起初，我们认为他对治疗师的愤怒是他对寄养父母愤怒的移情。传统移情解释或许会认为，患者对治疗师的愤怒，是他对自己过去被抛弃经历的反应。随着治疗的深入，我们发现，Theodore 认为治疗师不关心他，是因为他觉得自己不值得被别人关心。他的经验组织原则是：自己是不可爱的，令人讨厌的；治疗师就像自己的养父母，根本不喜欢自己。我们猜测，当年还是孩子的 Theodore，一定有过多次被他人拒绝的经历才形成了这样的经验组织原则。他并不觉得自己的养父母有错，而是自己让人生厌。

这种情况是十分复杂的。首先，Theodore 的自体客体渴望受到阻碍（这些自体客体渴望可以帮助他接纳自我），他的愤怒可以理解为自恋性创伤反应。从这个角度讲，治疗师的行为可能让 Theodore 产生受伤体验。然而，由于自体客体渴望受挫，Theodore 向治疗师暴露了隐藏于经验组织原则后（自己是让人厌恶的、不值得爱的）的羞愧情绪，他也意识到自己的情绪。治疗师拒绝了他想在实习结束后继续咨询的建议，通过观察他的反应，治疗师逐渐察觉到他的经验组织原则及伴随的痛苦，因此，他的愤怒不仅指向自己被抛弃后的创伤体验，还源自他需要面对经验组织原则所带来的负面情绪（他并不想直面这些痛苦）。患者试图通过责怪治疗师让自己摆脱羞愧和自认为一无是处的情绪，让注意力只集中到治疗师的"失败"上。好像只有贬低治疗师，Theodore 才不用面对"自己很糟糕"的现实。相比传统投射，这种解释确实比较新颖。我们不认为 Theodore 是将自己"无价值"的不良感受投射到治疗师身上，他之所以认为治疗师在伤害他，是因为治疗师的行为让他不得不面对痛苦的情绪。他因为受伤体验以及痛苦感受而责怪咨询师，其实，这些体验都是之前体验的复活。我们要认识到，这些痛苦情感并非过去情感的移置，而是治疗师的行为让过去的痛苦感受得以"复活"。

为了满足 Theodore 的自体客体需求，治疗师答应在休假时对他进行电话咨询。治疗师之所以这样做，是因为她觉得这能让 Theodore 感觉受到关注，"被关注"体验是对他自体客体需要的一种满足。然而，Theodore 却变得越来越依赖，对电话咨询的要求也越来越高。他开始给治疗师留言，让治疗师给他回电话。治疗师对他的反馈频率越高，他们接触的频率和强度就越高。当假期结束，面询继续的时候，Theodore 对别人给自己关爱的需求一点没有降低，治疗师也渐渐觉得患者令自己不舒服。她发现自己陷入了一段纠缠的关系中。后来，治疗师发现来访者之所以无止境的追求关注与关心，除了这些关注可以满足他缺失的心理渴望，还有一个重要的作用，就是掩饰他真正的、痛苦的情绪。这时，治疗师就试图阐释来访者的经验组织原则。治疗师说："当你需要关心与关注而我不能及时给你的时候，你就感觉自己不值得被别人关心。"

Theodore 很不理解这句话，他的经验组织原则（他是没有价值的，不值得被别人关心的）不允许他用其他方式解释治疗师的拒绝。他认为，如果治疗师真的关心他，就应该用他想要的方式去做；如果不能，就断定治疗师并不是真的关心他，自己也是真的不值得别人关心。我们不能简单地说这是 Theodore 对治疗师的曲解，因为他的经验决定他无法识别关注与关心的其他表现形式。正如那些莫名其妙产生听力障碍的人，如果他们不能理解电影对白，这一定是他们自身发声系统的问题，而不是电影的问题。经验组织原则的渗透性是如此之强以至于患者不会以其他方式对他人的行为进行解释。

　　治疗师不止一次告诉 Theodore，由于自己表达关注的方式不是他想要的，所以他才不认为治疗师是关心他的；治疗师说自己能理解这种心情。起初，Theodore 总是无法认同这一点。后来，治疗师说出自己对 Theodore 经验组织方式的理解：他在童年时期没有得到抚养者足够的关心。她还告诉 Theodore 自己并不是抛弃他，而是一直与他保持连接。经过几个月的治疗，Theodore 发现治疗师确实可以接纳他受伤或者愤怒的情感，这时他才开始承认治疗师对他的关心，才开始信任治疗师。

　　当 Theodore 还是孩子的时候，他不断被送往不同的寄宿家庭，因此我们假设，Theodore 的主要问题是自我发展阻滞。然而，随着对他主观感受的探索，治疗师发现，Theodore 不只在关系中寻找曾经缺失的自体客体经验，同时还想通过当下的经验掩饰或矫正自己的情绪：羞愧、自我厌弃以及无价值感。然而，这种重复的体验是没有止境的，Theodore 已经对治疗师的回应"上瘾"了。

　　而 Jennifer 的案例说明了矫正性体验的另外一种形式。Jennifer 并没有像 Theodore 那样让治疗师给自己那么多关心；取而代之，她发展出一种罗曼蒂克的幻想。这种幻想对她来说也是一种矫正性体验。只有当这种幻想得不到回应的时候，她潜在的瓦解性情感才会暴露出来，并导致愤怒的反应。

　　"我想和你做爱。我觉得在性与做爱之间是有一些区别的。性随处可见，做爱则具有一定的象征意义，象征着事物发展到顶峰与极致。它能让两个人的关系更密切，我没有做过爱所以我才会这么想，我有过性体验，但是你知道，呵呵，它们也就那样，没意思。"

　　我们总想知道是什么让 Jennifer 有这些感受，为什么 Jennifer，一个

53 岁的女性，对 35 岁的男治疗师说这些话？她是不是把爱的感受合理化以掩饰自己的欲望？她是不是把自己对父亲的感情转移到治疗师身上？她是不是想要引诱或者降服治疗师以挫败其为了治疗自己而做出的努力？

这些假设都是弗洛伊德会给出的解释。弗洛伊德 1915 年发表的论文《对"移情式爱恋"的观察》中的观点或许可以解释 Jennifer 看上去很不合理的情感。弗洛伊德认为，这些"爱恋"是移情的表现，与治疗师本人没有任何关系。他还警告治疗师不要因为自己成了别人爱慕的对象而觉得欣喜（就好像被 Anna O. 爱慕的 Breuer 那样），因为这些情感并不是因治疗师而产生的。我们在第四章提到，弗洛伊德认为移情式爱恋是情感移植或者重复性强迫引起的；它是现实的歪曲，是一种"虚假的连接"。弗洛伊德认为这与治疗师无关，患者对其他治疗师有可能也会产生类似的情感。

我们在第四章提到，主体间理论对治疗关系中移情的本质给出了不同的解释。从主体间角度讲，移情本质上不是退行，不是移置，不是投射或者歪曲；而是将治疗关系同化到患者主观世界的框架中。总体而言，移情是组织经验与努力创造意义的心理活动的表现（Stolorow et al., 1987, pp.45-46）。移情不只是患者内心所产生的心理活动，相反，患者和治疗师共同参与了患者主观感受（对治疗师与治疗关系的感受）和意义的构建。

对 Jennifer 来说，她对治疗师的爱并不是她把童年时对真实爱恋对象的情感无意识投射到治疗师身上，这只是基于主体间场的构建。主体间场包括 Jennifer 的生活经历以及她在咨访关系中对治疗师的主观体验的组织（主体间场还包括治疗师的督导、督导对 Jennifer 和治疗师主观感受的影响）。我们也不认为她对治疗师的爱是受过去影响而对当下关系的错误认知。我们应该认识到，Jennifer 不会独自一人陷入爱情。在过去数年中，她都和一个她认为有吸引力的、会关心人的男性治疗师同处一屋，Jennifer

能够感受到来自治疗师的关心，这种主观感受对她是十分重要的。治疗师给她真诚的关注，考虑到她的敏感，她一定能够感受到。Jennifer 好像就是利用这些真实感受作为基石构建出她罗曼蒂克式的情感。

继续探索这个案例，我们会发现患者自认为陷入爱情的原因——治疗师的某些特殊品质或者特征。她多次提到，治疗师能够接纳她并且总能给她恰当的反馈。当然她还提到他的一些个人特质，比如他性感的胡子以及幽默感。在咨访关系的主体间场中，Jennifer 并不是一个恋上过去的女子，而是利用当下的情感让过去的自己重现。

在治疗的前八个月，Jennifer 问是否能将治疗的频率从一周一次提到一周两次或者三次。随着治疗频率的增加，她越来越觉得自己爱上了治疗师，满脑子都是他。晚上她一个人在公寓的时候，就开始幻想他们之间充满爱意的关系。过去她总是习惯于晚上喝点酒再睡觉，但是现在，她却放弃饮酒，因为这样可以让她更纯粹地感受爱恋。她可以花整个晚上来幻想他们的关系。

Jennifer 的幻想可以大体分为两类，一种是自己对治疗师的爱，这种感情不同于她对其他人的感受；另一种是她幻想治疗师也同样爱她。对第一种幻想，Jennifer 曾想象过治疗师罹患癌症，自己照顾治疗师并且满足他的一切要求。对于第二种，她幻想治疗师因为无法脱离与另一个女人的关系同她相恋，后来那个女人死了（没有说明具体原因），治疗师终于可以听从自己的内心，而和她在一起了。

我们能够意识到，这两种幻想对于 Jennifer 来说有丰富的意义，可以从多个角度进行分析，但我们仍然需要关注移情的自体客体性和可重复性的重合与区分，正如 Stolorow 及其同事（1987）所说的那样。

第一种幻想，Jennifer 对患病的治疗师提供爱的关怀，这反映她与治疗师关系的自体客体维度。她爱上他的品质，并且希望把自己全身心地奉献给他。在治疗关系中，她能够感受到治疗师对她情绪的关注，对她幸福与否的关心，给予她协调的情感反馈，对她的主观感受无不包容。这些都让她的自我更加统合、自我体验更加稳定与积极。他与她生命中其他男人不同，她对他的感受也和她对别人的感受不相同。

第二种幻想与第一种幻想一样，在某种程度上也反映了移情的自体客体维度。Jennifer 觉得治疗师给予她同样的爱。然而，我们需要关注的是第二种幻想与第一种幻想到底区别在哪儿。如果第一种幻想围绕 Jennifer 的主观情感状态，那么第二种幻想，治疗师对她情感的回应，主要是关于她对他人情感状态的期望。这种幻想来自她备受关心与关爱的体验，但是这与治疗师的主观情感状态并不匹配。

这种幻想还有其他什么功能？我们认为，通过想象治疗师给她的爱的回馈，Jennifer 是在构建一种矫正性体验，用来掩饰自己经验组织原则背后的痛苦情绪。确切地说，她用对治疗师爱的幻想抵消旧有的经验组织原则所带来的羞耻感与自我厌恶感（旧有的经验组织原则是：我是不可爱的）。

正如上述两种幻想类型，Jennifer 对治疗师移情性的爱恋包含自体客体维度的体验。这可以满足患者发展过程中未曾实现的渴望，除此以外还反映了经验的可重复性，后者具有矫正功能。她对治疗师的爱在自体客体维度展开，Jennifer 可以获得新的成长体验。同时，她对治疗师爱的幻想可以用来抵消或者掩饰负面情感。为了避免这样的幻想被否认，大部分时间 Jennifer 自己一个人保守这些秘密。当她这个秘密能够帮助她不用面对痛苦情绪的时候，它们就变得像毒品一样，不能控制，无法摆脱。这就是幻想的矫正功能。

幻想具有矫正功能——她对治疗师的幻想可以帮助她掩饰痛苦情绪。

然而，与新关系所带来的自体客体体验（经验组织原则的转化与自我的整合）不同，矫正性经验只能掩饰或者抵抗当下的情绪，而不能带来转化。矫正具有一定的效果，所以才会被患者反复利用；然而，矫正不会促进旧有的经验组织原则的转化。矫正经验只是掩盖了破坏性的情感，对当下经验组织原则的转化没有作用。

当它受到威胁的时候，我们才可以清晰地看到，Jennifer 是多么想要维持移情性爱恋的矫正功能。除了 20 多岁时因为抑郁症入院治疗之外，她有过很多治疗师，她觉得之前的治疗都没有什么实际的作用。她也深知保护咨访关系的那些道德准则，比如不能发展咨访关系以外的关系。对 Jennifer 来说，当她知道治疗会被录音，或者案例会被督导时，她矫正性体验的维持就受到了威胁。她常常转向单向可视屏（录像时），告诉督导她的治疗师是很合格的。起初，Jennifer 害怕督导因为知道自己对治疗师的爱而建议终止治疗，所以，在咨询的时候，她总是小声谈论自己的感受，或拒绝使用摄像机。后来，随着时间流逝，督导并没有干预治疗师对她的咨询，加上治疗师的保证（保证督导不会干预咨询），她才能在摄像机面前自然地表达对治疗师的爱。尽管如此，她依然相信，治疗师对她的爱会被认为是不合适的，并最终破坏他们的关系。因此，虽然她告诉督导和治疗师说自己知道治疗师不会表达出对她的爱；但她还是认为虽然不能表现出来，不会付诸行动，治疗师内心里还是喜欢她的。对 Jennifer 来说，督导是一种"干扰"性的存在，因为他会阻止治疗师表达内心对自己的爱。正是通过这种"解释"，她移情性爱恋的矫正功能才会在没有得到任何确认（治疗师并没有承认自己喜欢她）的情况下得以保持。

有一次，Jennifer 给治疗师一个钥匙链做礼物，她希望治疗师每次看到它的时候都能想到自己。治疗师虽然有勇气接纳她爱的表白，但面对她的礼物和她所说的话，治疗师觉得很别扭。当他努力探索礼物的意义并且不想让 Jennifer 感觉被拒绝的时候，Jennifer 已经明显感受到他的为难。她将治疗师的表现纳入自己的经验组织原则，她坚信治疗师觉得自己是不可爱的，她变得很气愤。她之前从来没有感觉到如此愤怒，对治疗师或者其他人都没有过。

传统自体心理学理论会这样理解她的愤怒：愤怒是对自恋性创伤的一种反应（Kohut，1972）。自恋性创伤可能来自个体所需要的镜像移情的缺失，抑或是理想对象的幻灭。然而，将 Jennifer 的愤怒反应归因于自恋性创伤并不会让人领悟到经验的复杂性。Jennifer 一生都在用抑郁与服从来回应自恋性创伤。真正让 Jennifer 感到愤怒的是，治疗师对她礼物的拒绝威胁到她的矫正性体验。事实上，治疗师的行为揭下了矫正的外衣，暴露了隐藏在矫正性体验下面的极具破坏性的情绪（羞愧的、自我厌恶的）。自恋性愤怒不仅来自关系不能提供她所需要的自体客体功能，还来自被矫正性体验掩饰的真实情感的暴露。

矫正性体验与防御有一定的相似性。从自我心理学的角度讲，防御可以阻止个体意识到无法被意识接纳的本能冲动。矫正性体验也有自我保护功能，但它不是保护个体意识到无法接受的本能冲动，它只是帮助个体远离痛苦瓦解的情感。对 Jennifer 来说，对治疗师的爱之幻想可以让她远离羞愧与自我厌恶的情绪，这些情绪是潜藏在她的经验组织原则（我是无价值的，不可爱的）背后的。

Jennifer 的治疗师，勇敢地接受了她爱的表白，但是在接受礼物的时候却变得难为情，这让人感到好奇。很明显，Jennifer 之所以送钥匙链给治疗师，是想让治疗师看到钥匙链的时候想到她，这个意义威胁到了治疗师的自我感知（治疗师自认为是有职业道德的从业者）。他觉得如果接受礼物，就是承认了 Jennifer 对爱的幻想，这容易让她误解原本纯洁的咨访关系，督导还会批评自己的行为。从这个角度来看，患者对治疗师的体验具有一定的矫正功能，这让她很舒服；可是同时，治疗师的自我感知（合格的、具职业道德的从业者）却受到威胁。治疗师对礼物的拒绝会缓解自己不舒服的感受，但是这种效果却是以让患者暴露在负面、伤害性的情感中为代价的。

既然自体客体功能与矫正功能常常交织在一起，治疗师就面临一个两难处境：有可能自己采取的每一种行为都充满矛盾。如果他不接受钥匙链，他就可能损害移情关系的自体客体功能；如果他接受了，他就参与或者促进了矫正功能的维持。Orange 等人（1997）认为矫正性体验的镜像功能，同防御性的夸大一样，只会导致对治疗师反馈的上瘾。他们提出，对经验组织原则背后痛苦的情绪的矫正方法"不是镜像也不是立刻揭穿，最好的办法是在治疗中慢慢等待。等待它们自己暴露出来，也就是说，要等待机会同这些痛苦的情绪连接，痛苦情绪总是会在移情中引起强烈的羞耻感"（pp.82-83）。

通过 Jennifer 和 Theodore 的案例，治疗师发现，一旦被阻塞或掩饰的真实情感进入移情，就会变得异常强烈。这两个患者都表示自己以前没有这么痛苦过。随着治疗的深入，治疗师向患者阐述了情感最初产生的背景。同时，他们还将这些已有的情感状态与患者当下对治疗师的失望联系起来。Jennifer 和 Theodore 逐渐认识到，新的痛苦其实也是旧有的，只不过是被掩盖着暂时没有显示出来罢了。治疗师的阐释具有一定的自体客体功能（参见第六章）。

在钥匙链事件后几周，治疗仿佛在经验的自体客体维度与矫正维度之间徘徊。Jennifer 告诉治疗师自己爱上治疗师是多么美妙，偶尔还会觉得治疗师也喜欢自己；Jennifer 说自己曾想象，治疗师为了向她表示爱意，还在广播里为她点歌。这对治疗师与督导而言是一个警告，因为它说明他们所担心的病理性退行正在发生。他们尝试着让 Jennifer 面对现实；但同时他们也知道，这种做法虽然可以降低他们自己的焦虑，但却会伤害 Jennifer。

最后，治疗师与督导采取了两个办法：第一，他们总结 Jennifer 生活中积极的健康的改变，帮助她处理焦虑，如调整工作时间，将工作时间由凌晨到早上 8 点，改为下午 4 点到凌晨，这样她可以有更多的机会与他人及社会接触，而这是她之前一直企图逃避的；远离喜欢在言语或情感上攻击或者嘲笑她的朋友；和一个支持她接纳她的女性成为朋友；离开拥有太多痛苦回忆的旧公寓，搬到让她远离过去的新住址；第二，当矫正性体验自己暴露出来的时候，治疗师要进行一系列阐释，这些阐释可以让患者认识到治疗师对其经验组织原则的理解，以此促进患者的自我界定与自我统合。

治疗师表达了自己的一个担忧：Jennifer 觉得他是世界上唯一一个会爱她的男人，只有他的爱可以拯救她。对此，他解释说，由于 Jennifer 坚信自己不会被他人接纳与关心，坚信自己是没有价值的，所以才会特别依赖治疗师，会无法控制地幻想治疗师也同样爱着她。而且，这个想法背后是她的经验组织原则，她觉得自己没有什么价值、不值得被他人喜欢，同时伴随着羞愧感及自我厌恶的感受。几个星期之后，Jennifer 报告了一些新体验，这些体验意味着她自我统合感的增强。她重新与之前一个欣赏她但被她疏远的朋友取得联系，还反省了自己放弃参加牙医助理医师培训的原因。（早在几年之前，Jennifer 就应该完成一个学习课程而成为一个牙医助理。然而，她坚信自己的带教并不喜欢自己，所以当带教给自己提供一个工作的时候，她感到困惑与矛盾，所以放弃了这个机会。）

　　这一系列的阐释都是针对她爱的幻想（治疗师也喜欢自己）的矫正功能。然而，治疗师对患者的关心不应该削弱移情的自体客体功能，因为自体客体经验可以促进 Jennifer 的成长。后来，治疗师一边提供患者所需要的自体客体经验，一边对矫正功能进行阐述。治疗最终促进了 Jennifer 形成新的转化性经验和自我统合感的加深以及新的经验组织原则的成形。

　　钥匙链事件告诉我们，经验的自体客体维度和矫正维度常常在一个主体间场中展开，而这个主体间场是由治疗师与患者的经验组织原则共同形成的。这种治疗背景常常与特定的患者有关，处理起来有一定难度；有时候，治疗师的经验组织原则也常常受到威胁。需要说明的是，治疗师自己的经验组织原则受到威胁往往是由患者对矫正性体验的渴望造成的。当患者很渴望得到矫正性体验的时候，在这种背景下，治疗师的自尊、专业认同感、职业道德都受到挑战与攻击。这时，治疗师就会为患者提供现实指导、各类建议或者医学干预来缓解这种四面受敌的窘境；而这些干预往往是患者前来咨询的直接目的。当这些干预帮助治疗师缓解因自尊或者专业性受到挑战而产生的瓦解或脆弱情绪以及受到威胁的自我统合感得以修复的时候，这些干预手段又成了治疗师的矫正性体验，用来掩饰自己不能合理地处理患者矫正性体验的窘迫。

　　这就呈现了一个值得继续探讨的有趣领域：与矫正功能相对应的，具有自体客体功能的反移情经验。我们认为，相对自体客体经验，具有矫正作用的体验对治疗师的自我组织往往更具破坏性与威胁性。对于受过创伤或者遭遇情感剥夺的患者，他们童年时期的自体客体需求没有得到满足；在治疗过程中，与治疗师有关的自体客体经验能够促进他们的成长及转化的发生。纵观治疗的进程，随着自我统合与情感整合、调节能力的提高，患者就越来越接纳和包容，即便有时候治疗师不能给予患者协调的反馈，他们也能够表示接纳。

那些需要矫正性体验掩饰自己真实情感的患者，他们对矫正性体验的需求不会减弱，反而会越来越强。面对这样的患者，比如 Theodore，会一直寻求治疗师的关注。Jennifer 相信治疗师是喜欢自己的；而治疗师会觉得自己被患者推着进入一种纠缠的关系。在这个关系里，自己要不断地给予更多、更有力的证据向患者证明自己的关心，即便如此，患者还是永不满足。治疗师永远无法满足患者的需求，因为患者已经对自己"上瘾"了，他们不能控制地想要获取更多矫正性体验用来掩饰自己的真实情感。

那些陷入纠缠关系中的治疗师总是想让患者转诊或寻求医疗干预。在治疗中，他们能够常常感觉自己拒绝、气愤、抽离、易激惹的情绪。作为一个治疗师，当你意识到这些情感存在的时候，它是一个非常有用的反移情信号。它提示你正深陷一个不断重复的矫正性关系，而不是一个具有转化意义的自体客体关系。

患者对矫正性体验的寻求是有动力的，有功能的。这一点为我们在治疗过程中遇到的让人困惑的、极具挑战的行为提供了新颖的动力学解释。对于这些行为，治疗师常常会提出一些旧有的动力学解释，比如，患者之所以具有伤害性的行为，是因为他们具有自我破坏或者自我处罚的动机。比如，Theodore 严苛而又迫切的行为看上去是自我挫败的，因为它总是引发他最害怕的场景。他总是表现得执拗、苛求，让治疗师或者朋友都想敬而远之。然而，我们不能混淆行为的动机以及行为带来的结果。努力寻求矫正性体验是 Theodore 的动机。他很需要治疗师对自己表现关心，这是因为他潜意识里需要这些关心来补偿自己内心深处强迫的、自认为不可爱的观念。他"不顾一切寻求关注"的行为带来的结局并不是他想要的；但是从动机角度出发，他并不真的想要制造伤害或拒绝。他的动机只是用安全的矫正性体验来掩盖自我经验组织原则带来的负面情感。简单地说，Jennifer 趋近于妄想的幻想（治疗师也喜欢自己）来自她的愿望，她想要用这些矫正体验抵消或者对抗较低的自我评价。然而，这个幻想却最终干扰到治疗师，破坏了他们的工作联盟；但这也不是她的初衷。

本章小结

　　移情具有自体客体功能与矫正功能，二者会出现在同一个患者身上，只是在不同的咨询阶段，不同的功能占主导。我们要在今后的治疗中注意区分，这对于有效的开展治疗是很关键的。经验的自体客体功能与矫正功能在同一个主体间场中展开；而这个主体间场是由患者与治疗师的经验组织原则共同参与形成的。

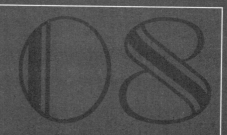

第八章

扩展——主体间理论与督导

治疗师与督导的关系也是一种主体间关系。当督导与被督导者出于指导和学习的目的探讨主体间心理治疗的案例时，经由交互的主体对患者进行理解的过程就开始了。我们认为所有体验（包括心灵内在感受）的形成都是有背景的，督导不仅仅能够促进被督导者对本书观点的学习与实践；更重要的，督导可以帮助他们获得一种更为直观的主体相互影响的体验。

精神分析的督导强调反移情的处理和督导的实施（Dewald，1987；Ekstein & Wallerstein，1959；Fleming & Benedek，1966；Lane，1992；Wallerstein，1981）。阅读相关著作有助于我们深入了解精神分析式督导（参见 Jacobs et al.，1995；levy & Kindler，1995；Rock，1997 等提出的有关精神分析督导的观点）。本章所讨论的督导并非督导的普遍模式，而是基于主体间理论的督导，我们要讨论主体间理论是如何应用于督导的。

对主体间督导来说，主体性是一个十分重要的概念（参见第二章）。为了在督导背景下重申这些概念，我们会着重探索督导的背景与咨询的场。主体间理论是一个关乎过程的理论，为我们探索心理现象产生的主体间背景提供了广泛的方法学及认识论指导（Orange et al.，1997，p.68）。因此，主体间理论的督导可以帮助被督导者更好地理解、阐述来访者的主体性，并促进其转化。想要实现这个过程，治疗师（被督导者）必须要了解心理治疗的背景，尤其要认识到自己与患者主体性的相互影响。大多数被督导者都想通过督导学会如何做好心理咨询。事实上，督导更多的是提供一种理论，这种理论可以帮助治疗师从患者的视角出发理解患者，而不是只拘泥于固定的理论框架（比如心理发展阶段和心理防御）理解患者。在治疗过程中，被督导者要参与一个治疗性的对话。在这个对话中，患者阐述自己的经历，与治疗师的主体性进行互动。

我们对相关专业的本科生和研究生进行督导，主体间的督导常常让他们感到困惑。在第二章我们提到，治疗师（被督导者）常常有强烈的助人意愿，而主体间理论的督导会让治疗师关注患者的主体感受，并给予协调的反馈。这样一来，很多治疗师觉得自己并没有在做咨询，他们甚至觉得自己什么都没做，对来访者没有实际帮助。其实，这是主体间理论应用于督导的一种情况。被督导者的不安全感、焦虑感以及助人意愿都是他们主体性的一部分，会影响患者治疗中的体验。督导者要对理解与倾听过程中所产生的情绪保持敏感，尤其要意识到：我们倾听与理解的内容并非来自患者或者被督导者一个人，我们自身也参与了它们的形成。督导者对被督导者主体性的敏感或敏感性缺乏都是督导背景的一部分。督导就是要营造一种环境，在这个安全的环境中，被督导者能够讨论自己的感受或情绪，这有助于被督导者重构其作为心理治疗师的自我感。经由这个过程，一个总是把自己当成助人者与修复者的治疗师最终变成一个可以理解、回应并且阐释患者主观体验的治疗师，实现治疗师自身的转化。

督导过程中对情感的回应和处理对被督导者专业性的养成是十分重要的；除此以外，督导者的自我认同（自己是一个督导师）也来自同一个背景——不同的主体性相互交织形成的场（Stolorow et al.，1987，p.ix）；在这个场中，督导与被督导者会因特定案例讨论而产生各种各样的情绪，双方主体性的交互以及过程中产生的情绪及感受都是之后一切体验的基础。不管从什么视角出发，我们在咨询中常常面临一个问题，那就是"个体存在的影响"。这种影响是不可避免的，它渗透到主体间场的各个方面（Stolorow，Atwood，1992，p.22）。督导背景也是如此，只是同其他咨询的场相比，督导的场更大，包括三个参与者。

相互影响是所有体验与经历的本质，对督导和被督导者而言（比如专家与新手、老师与学生），他们的身份都是在二元关系中形成的。对参与督导过程的个体而言，每个人的存在与个人意义相互作用，就构成了这个特别的督导系统。我们认为，督导者的一切都影响着被督导者；同样，被督导者也影响督导者，这和认为督导就是帮助被督导者学习理论及指导咨询的传统观点截然不同。一个主体间学派的督导在对被督导者进行培训的过程中，也无法忽视这种相互影响的存在。正如心理治疗的关系，督导关系也是相互的，但相互不等同于对称。督导者更加关心被督导者的需要，被督导者作为治疗师，也更加关注患者的需要；但只要督导者和被督导者都能从督导中有所领悟、得到成长，督导的使命就算完成了。

我们在临床实践中对很多学生进行督导，这些学生常常不知道怎么才能找到适合自己的督导师。他们学习心切，总是想要学习或了解所有的理论，比如家庭系统治疗、认知行为疗法、儿童和青少年心理咨询、心理动力学等等，这就很容易导致督导师与被督导者的不匹配，比如，一个精神分析取向的督导者要对一个其他理论取向的学生进行督导。

有一次，一个学生前来督导，他叫 Greg，之前一直从事科学技术领域的工作，后来跨专业选择心理学，接受督导是他第一年的必修课。督导告诉他"要对患者的主体性给予回应""跟从来访者的感受"，对此他感到十分困惑。该生此前接受过多年与科研、科技等实证主义有关的训练，因此他总是急于下结论、找原因，甚至还质疑或反驳患者的想法。他的世界观以及自我认知受到客观与推理的影响，因此对于督导所说的"患者日常生活的真相是不可获悉的，作为治疗师，我们所能了解的是患者对经验的主观感受、意义以及信念"，他感到无法理解。他不知道督导所说的"关注患者的主观经历以及个人意义"到底是什么意思，也不明白"患者将治疗师同化到自身的经验组织中"究竟意味着什么。对他来说，要彻底理解患者此前的关系对当下体验（患者对咨询师的感受与体验）的影响是有一定难度的。

Greg 的患者痛苦地抱怨丈夫常常在外面待到很晚才回家，到家也不说明原因，她也不敢强迫丈夫回答。对于这样一个患者，Greg 希望对她与丈夫的交流方式进行规范和调整。Greg 认为患者独立性很差，过于依赖丈夫。Greg 认为合理的方式是患者直接询问丈夫晚归的原因，同时克服自己质询丈夫时所产生的"不合理"的恐惧。在督导过程中，Greg 告诉督导师自己对这种类型的督导（基于主体间理论的督导）感到失望，还阐述了自认为合理的指导方式。对此，督导也感到自我价值感受到挑战，认为改变Greg 的观点并非易事。为了克服这个僵局，督导开始关注 Greg 的感受，Greg 认为合理的治疗方法是帮助患者克服消极和被动，对此，督导给予了协调的反馈。最终，督导对 Greg 感受的理解与回应令他很感动，虽然 Greg 最终还是选择非精神分析取向的咨询，这次督导还是让我们意识到一方对另一方的主体性给予协调性的反馈是多么重要。

理论取向是个体主体性的重要组成部分，因此理论会对督导与治疗的主体间场造成影响。同其他理论相比，主体间理论最关注个人主体性的影响，强调患者、治疗师与督导相互影响而形成的个人意义的展开和阐释，这是它的优势。

Greg 的督导告诉我们，践行主体间理论的一个重要方面是对"过程"的理解与接纳，这也是我们想通过督导让治疗师领会到的。对主体间理论而言，限定的咨询时间与咨询目的不利于患者个人意义的展开和阐释，协同理解不等于解决问题或者对问题进行修复。有些主体间取向的治疗需要较长时间，这是因为虽然我们不会试图揭示患者生活经历的真相，但我们会对经历之于患者的主观意义进行理解与阐释，这些意义可能是无意识的，也可能被掩饰。主体间理论认为意义的获得都要借助于关系，想要理解这些意义，治疗师需要有极大的耐心，还要有跟随患者内心感受的意愿。所以，转化并非一蹴而就，当患者经验组织原则重构的时候，转化才会发生，这是需要时间的。

督导师的另一个重要任务是调节情绪。在焦虑状态下，任何学习都是低效的。对很多治疗师来说，向督导报告个案常常让他们觉得羞愧与担心（Fosshage，1997b）。为了促进被督导者的成长，督导必须和被督导者的情感状态相协调。一旦注意到被督导者在督导过程中的情绪反应，就要思考如何对这些情绪进行反馈。此外，督导常常因治疗背景的不同而有所不同。有时候，督导师要通过一些正式的方式对被督导者进行评估；或者，督导和被督导者需要达成一种工作联盟。强烈的情绪会严重影响心理治疗工作的展开以及被督导者的成长。所以，对督导而言，真正的挑战是如何合理利用被督导者的情绪，在督导过程中实现被督导者向合格治疗师的转变。

一个被督导者，女，20多岁，在一个来访者面前，感到不自信与困惑，这个来访者同她年龄相仿，是她所接待的第一个成人来访者，来访者一直让治疗师给她一些建议来应对重大的生活事件。比如，在治疗早期，来访者与丈夫分居并考虑离婚，她不断询问治疗师是否应该离婚，这让治疗师产生了要为患者生活负责的极大"责任感"。在督导过程中，治疗师迫切地想知道自己究竟怎么做才能帮助来访者。患者、被督导者以及督导共同工作了大约三年时间。这三年里，这个系统不断进步与成长。对被督导者和患者来说，对情感的反馈（注意情感状态的变化、对其进行阐释和调节）是很有效的转化性经验。随着督导对被督导者破坏性情感的了解（被督导者有一个信念：只有解决来访者的问题，自己才算是一个好的治疗师，这是她对自己专业角色的经验组织原则），督导逐渐认识到被督导者渴望"助人"的焦虑情绪。督导告诉治疗师她话语多、语速快，这让治疗师注意到自己的焦虑情绪；同时也认识到自己之所以这么做，一是想要帮助来访者，二是想要得到督导的认可。在督导过程中，督导对被督导者的焦虑体验给予反馈，被督导者也开始关注自己的体验，这在一定程度上降低了其迫切地想要"助人"的心理压力（参见 Schlesinger 1995 对该问题的讨论）。此外，督导双方还经常就"治疗师如何才能帮助人"的问题进行讨论，督导认为治疗师应该通过倾听为来访者提供帮助，而不是给出直接的建议与指导。在三年的平行治疗和督导过程中，被督导者与患者都逐渐变得更为平静，更能倾听别人，也更成熟（Doehrman，1976）。

所有主观体验的形成都基于一定的背景，督导、被督导者以及患者所面临的背景不尽相同。想要了解背景对不同人的不同意义，督导需要谨慎地构建来访者的问题（参见 Orange 1995 年对心理治疗相关的可误论与透视论的阐述）。有时候，督导会发现自己处在一个矛盾的立场上，一方面，她知道自己对患者问题的理解，不管有多少事实根据，都会受到自己知识体系、成长经历以及经验组织原则的影响。这样，她有可能会忽略与患者有关的某些重要信息；对其他一些方面过于重视，或者是陷入对患者的误解中；而这种误解的形成与督导者、被督导者的主体性以及督导对患者主体性的体验有关。

另一方面，督导还需要向被督导者传授知识和自己对被督导者的理解。在这个层面上，督导和心理治疗关系一样，是相互影响的，但这种相互性并不对称。督导背景的不对称性涉及双方地位、知识以及专业性的不对等。督导者具有更全面的临床训练和经验，对心理治疗的过程的了解也更为深入。心理治疗作为一种实践，是可以传授的，这种传授借由督导实现。对心理治疗来说，虽说很难或者几乎不可能找到一种放之四海皆准的操作方法，但也总是存在一些方法能更好地促进心理治疗过程的展开。只有"不负责任的相对论"（Mitchell，1997，p.211）才会认为所有心理治疗或者解释构建都是好的，是没有什么差异的。督导的专业性和丰富的经验可以指导被督导者如何才能更接近患者的内心体验。"精神分析相关的多种理论在理解患者的主观世界方面都有很大的不同，而且不同的理论分支常常关注经验的不同方面"（Stolorow et al.，1994b，p.45）。

患者的经验是否有意义，有怎么样的意义往往是由一个人的理论水平决定的。主体间理论强调在特定的背景中理解并阐述患者的主体状态，简单地说，这是一个解释的过程。患者的主观意义产生于一定的背景，而意义又会对背景产生影响。督导可以协助初级治疗师从主体间视角理解患者的主观状态并进行阐述，这种阐释有着完全不同的解释标准，包括逻辑连贯性、解释的可理解性以及干预的连贯性等（Atwood & Stolorow，1984，pp.5-6）。

在督导过程中，督导会传授有关背景论的知识、识别被督导者的情绪、阐释经验组织原则；因此，对被督导者与患者而言，督导往往具有一定的权威性。督导与被督导的关系对被督导者的个人意义也要借由她对督导的主观感受表现出来。而且，督导对自己是"权威"的感知也是督导师主体性的一部分；督导与被督导者互相影响的主体（"权威"的个人意义）

也是这个特定的督导系统的一部分。我们通过另一个案例来讨论督导者权威和专业性的问题。

　　一个初级治疗师，近30岁，女性，正在治疗一个约40岁的单身男性。该患者对关系的认知有这样一个组织原则：只有满足他人的一切需要，关系或者感情才可能得以维持。督导与被督导者观察到，在治疗中，患者总是以以下方式开始谈话。患者同治疗师在等候区短暂会面后，二人穿过门厅进入办公室，在途中二人有时候会相互说一些有趣的琐事。一旦到达办公室，落座之前，患者一定会询问治疗师今天过得怎么样。治疗师认为这是患者经验组织原则的一种表达方式，患者在阐述自己的问题之前，一定要先询问别人的状态，先顾及别人。督导建议治疗师探讨这种交往方式对患者的意义。治疗师起初并没有答应，后来，她发现患者的交往方式确实如督导所说的那样，但是她感觉对这样一个礼貌性的行为（患者在治疗开始前总是询问治疗师的状态）进行分析让她有些不舒服。她觉得这会让患者觉得受到批评，会导致他自我意识的提高以及防御的增强。

督导与被督导者观点的差异是督导常常面对的问题。在这种情况下，督导应该坚持自己的权威性，让被督导者按照自己的建议进行干预还是尊重被督导者的主观感受？好像两种观点都有可取性。患者的社交性礼仪背后的经验组织原则对于督导与被督导者来说是很明显的，但是最终同患者直接交流的还是被督导者（即治疗师），治疗师觉得如果按照督导的意思对患者进行干预，患者无疑会觉得受到伤害，在这个时候指出患者的经验组织原则是有反作用的。

当然，还有一种观点认为，被督导者之所以对患者的社交性礼仪采取含蓄或者沉默的态度，与被督导者自身下意识的经验组织原则也有一定的关系。或许她认为准确地共情到来访者的脆弱之处比对抗或直接面对问题，更符合女性的淑女特点。在这种状况下，督导会选择尊重被督导者所做的让患者感觉舒服的选择，并且寻找合适的机会对被督导者不断发展出来的坚持自己判断的自信心给予反馈。在这个互动中，督导鼓励被督导者阐述其主观感受，并给予接纳与反馈；督导成为被督导者的自体客体，这也为治疗师进行了很好的示范，有助于她以后开展治疗。

督导权威性的另外一个方面是督导的多重角色和作用。在本科生与研究生的培训方面，督导师作为理论传授者要对学生的学习进行评估。学习评估的进展或许会比较顺利，但当学生进入督导成为被督导者的时候，或许就有了一些麻烦。由于督导同时兼任督导与学习评估者的角色，被督导者或许不会在督导过程中阐述自己的担忧及在心理治疗方面的真正困难，因为他们担心自己的表现会影响学习过程的评估。这些因素会以独特的方式影响被督导者的体验。正如主体间理论所强调的，治疗师要警惕自己对咨访间主体间场所产生的影响，督导也要觉察到自己对心理治疗场的影响。

主体间理论认为，个体主观感受的形成基于一定的背景，这个背景是由不同主体性交互作用形成的。这个观点说明，督导对错误或者失误的回应会影响被督导者对经验的组织。如果督导对被督导者构建性反馈的能力进行错误评估，被督导者在督导中介绍自己的工作并且成长为一个合格的心理治疗师的意愿就会受到阻碍。同样的，如果被督导者总是担心督导过程会对自己的学习评估造成影响，那么深入的学习也不可能发生。因此，对被督导者在督导中的感受保持敏感，是督导的重要任务；对被督导者在督导过程中介绍自己工作的意愿，要尤其给予关注。对于这一点，我们希望通过一个初级治疗师的督导来说明。

　　经过同患者的协商，治疗师将自己第一次咨询的过程录了下来。他来参加督导的时候，带着录音机，但是当他按下启动键的时候，却发现自己什么都没有录下来。督导认为，他之所以什么都没有录下来，有部分原因可能与治疗师的内心矛盾有关。被督导者接纳了这个观点，在参加第二次督导的时候，他很确定自己录下了咨询的内容，他带着录音机，但是奇怪的是，他没有按启动键，却按下了录音键。

在这个案例中，督导或许能够准确地了解被督导者对暴露自己咨询内容的担忧，但他忽略了自己对被督导者的焦虑体验所产生的影响；这样，他就容易误解被督导者的焦虑。这时，对被督导者情绪的了解根本没有作用，虽然被督导者确实对暴露自己的咨询内容感到担心，但它并没有点出让治疗师感到担心的背景恰巧是由于督导的参与。因此，对合格的督导来说，一旦觉察到被督导者的恐惧与羞愧，就应该立即解读出督导过程对被督导者来说是有压力的。如果不能理解到这一层，被督导者就会感到双重羞愧，这种羞愧一方面来自要在督导过程中暴露咨询内容，另一方面她会认为自己处于一种孤立状态，觉得督导不能理解自己，甚至觉得自己应该受到责怪。所以，以上这种性质的互动并非站在两个人的立场上，它只是关注一个人的内心体验，是单人视角，这是主体间理论所反对的。

　　我们曾经提出督导对被督导者施加影响的几个方面，现在我们再讨论一下，患者对于被督导者的影响表现在哪些方面。当然，这些影响并不是单方面的，它们总是在互相影响。我们将主体间理论扩展到督导，场的扩大让我们对患者的理解变得更为复杂。患者如何影响治疗师自然也影响到督导对治疗师的反应。主体间理论认为患者与治疗师（现在还包括督导）

"形成的心理系统"（Atwood & Stolorow, 1984, p.64）是不可分解的，而且，治疗师或者督导都需要对他们的相互影响保持清醒的认识。因此，践行主体间理论需要认识的一点，那就是患者对治疗师与督导的影响。

之前我们讨论过督导对反移情的处理，我们需要找到一个点，在这一点上，我们对被督导者反应的探索应该从督导背景转移到心理治疗背景。也就是说，在督导中我们应该在多大程度上探索被督导者的反移情？督导如何处理被督导者的反移情？选择治疗抑或教育？而且，对反移情处理的方法是不是应该随着治疗师的经验水平不同而有所不同（Cook & Buirski, 1990）？事实上，所有这些问题都只关注患者或者治疗师的独立心理，忽视了主体间场。从主体间的角度看，以上问题都是没有答案的，而且这种形式的提问本身也掩盖了主体间场的复杂性。感受是患者、治疗师与督导互动形成的，而不是由它们的"孤立心灵"所产生的。对以上所有问题的答案是"根据情况而定"。不同的主体间场，问题的答案也不尽相同。

以前有关督导的论著都关心治疗师的反移情对治疗的影响。弗洛伊德（1912）曾经指出导致反移情的两个来源：其一，认为反移情是治疗师对来访者的移情所做出的反应；其二，认为反移情是治疗师无意识冲突的表现。在这两种情况下，反移情被认为是治疗师影响治疗过程的一个特异因素。

Heimann（1950）介绍了这样一个观点，"治疗师的反移情其实是了解来访者无意识的一种研究方法"（p.81）。这个观点说明，借助反移情，我们能够对治疗过程及患者有更多了解。从这个角度出发，反移情不再是对治疗产生不利影响的因素，不仅如此，它还有助于我们了解患者与治疗进程；然而，这种观点仍然是基于笛卡尔式的"孤立心灵"，即治疗师对患者的经验被认为源自患者，并只会告诉我们有关患者的信息。

"反移情不利于心理治疗"这个观点认为反移情是治疗师对患者的病

理性歪曲的理解。所谓"病理性歪曲"是指，虽然患者的个人经历是客观存在的、固定的，但治疗师的个人经历、冲突以及性格特点会影响他对患者的理解，干扰二人形成的工作联盟。主体间理论认为，治疗师对患者的反应同这个特异的二元系统（治疗师与来访者的主体性互动所形成）息息相关。因此，反移情不能被隔离出来，不能脱离主体间场而独立存在。反移情同移情一样，都是一种关系。（参见 Orange 1995 对移情的讨论，此处的移情是指移情与反移情。）

主体间理论把督导视作心理治疗系统不可分解的一部分，反移情也不能够从复杂的三人系统中分离出来。虽然其他理论对反移情的观点不尽相同，比如，反移情会干扰或者促进心理治疗，反移情来自治疗师的个人特质等，我们却越来越坚定地认为，治疗师对患者的主观体验是基于场而构建出来的，而不是基于其中某一个具体的参与者。这个观点告诉我们，反移情不会影响或者促进心理治疗的过程，它是来自主体间场的一种经验；想要了解反移情，必须要对场或者背景的多个因素进行探究。

对主体间理论而言，治疗师对患者的感受对于治疗来说是十分重要的。作为一名督导，如果想要提高被督导者对主体间场的敏感性，就要了解被督导者对于这个场的感受与影响（Fosshage，1995a）。然而，虽然强调治疗中被督导者的表现很重要，但是这么做会将督导引向一个更个人化、更经验化的过程。至少，督导必须保持一个没有评判的状态，同时还要对被督导者的情绪保持敏感。督导过程中，如果被督导者感受到"被接纳"，他就有可能在以后的治疗中更为从容地处理以下场景：比如，害怕患者、爱上患者、被患者崇拜；或者由于过去类似的经历，而对来访者的遭遇感到十分悲伤等。主体间理论认为这些因素都会对场产生影响。想要学习或传授主体间理论，我们就需要了解，在督导过程中多个主体互动形成的主体间场之中究竟发生了什么。

对被督导者来说，督导场景常常也是治疗场景。理论上说，督导确实具有这样的特点。由于很多理论都关注于发展与心理障碍产生的原因，你在患者身上看到的那些点，也可能在朋友、同事或者被督导者身上出现。接下来，我们通过一个例子来说明治疗师的理论是如何影响他们愤怒的反应的。如果愤怒被视为攻击本能的一种表现，当别人对我们感到愤怒的时候，我们或许会将愤怒视为来自他过剩的、不能较好防御的攻击本能。然而，如果愤怒被认为是自恋性创伤的反应（主体间理论的观点），那么我们会认为，愤怒的接受者也共同参与了愤怒的产生。因此，能够将主体间理论的督导与其他理论的督导区分开的是：主体间督导过程本身就传递着主体间理论的概念，即督导过程就是将主体间理论应用于治疗的实践。主体间理论认为，人的主观意义来自背景，对督导或者治疗来说，这个理论是同样适用的。因此，除了督导对被督导者主观感受的协调反应，他还要注意自己的主体是如何对督导产生影响的。

督导或者治疗师，应如何或者在多大程度上对主体性进行揭示，目前对这个问题的争论十分激烈。我们对治疗师的指导常常是优先考虑患者的主体性。也就是说，当你试图讨论某种感受或者某些反应的时候，我们都要考虑，这对于患者来说将会产生怎样的影响。考虑到患者的敏感性以及背景，我们要思考，这种对主体性的阐释真的有利于患者吗？同样，如果督导要讨论自己在督导中的感受，我们也必须考虑到这对于被督导者有可能产生的好处与坏处。然而，督导与治疗的一个重要区别就是被督导者还要在督导中学习如何进行心理治疗。如果双方想要更好地了解彼此的主体性且以合适的方式就主体性的问题进行对话，督导对被督导者主体性的阐释就十分必要。以我们的经验来看，初级治疗师与患者讨论咨访关系或移情是有困难的。如果督导通过督导为被督导者树立了一个好的榜样，被督导者就会明白在督导中对正在发生的事情进行直接阐述的效果。

在对年轻的女治疗师的督导中，我们常常会遇到这样的问题（目前，75%的临床心理系的应届毕业生都是女生）：女性治疗师（被督导者）在对男性来访者进行治疗的过程中，爱慕之情常遭到治疗师或来访者又或两方共同的否定与怀疑。

一个细声细气的女性治疗师（被督导者），20多岁的时候曾经给一个同龄的体格健壮的、性格阳光的男性进行治疗，该男子遇到了婚姻方面的问题。他经常想到前女友，并且不断问咨询师是否可以与前女友重新取得联系。起初，被督导者发现对这个男人进行咨询并不容易。她觉得这个男人让她有压力，她根本没有办法对他的问题给出建议，因为这与她在督导中接受的干预方式并不相同。她不喜欢患者，觉得他很傲慢，毛病很多。然而，督导却感觉到患者与治疗师其实是彼此吸引的，被督导者只是无法将这些感受整合到自己作为一个治疗师的自我认同感中。

这个场景以视频的形式记录下来，其中没有明显的关于患者对治疗师感受的纪录。然而，督导想要知道患者与治疗师之间是否彼此吸引。通过观察视频，督导认为患者和被督导者之间实际上已经是相互吸引的一对儿了。督导告诉治疗师她之所以不能同患者形成较好的工作联盟，是因为她对患者有一些好感。对于这种说法，治疗师觉得有一些尴尬。后来，在一个接纳的、没有批判的环境中，督导继续分享她对治疗师感受的理解，被督导者也越来越能接纳这些感受。在安全的环境中，督导提出自己对他们关系的理解，比如，他们已经是"一对儿情侣"；督导还提出了对他们相互吸引、纠缠不清的关系的其他一些观察，这些讨论让被督导者越来越接纳并且整合自己之前不能接纳的感受（觉得这些感受有违自己作为一个心理治疗师的专业性）。

在简短的治疗中，治疗师与患者都没有直接谈及有关相互吸引的感受，但是督导对这些感受的接纳可以让被督导者与患者真正达成联盟，而不是同他疏远。被督导者有这样一个与专业性有关的经验组织原则：治疗师不可以喜欢患者，这个组织原则可以通过督导间的谈话得到修正。督导可以将被督导者对患者的感受（爱慕以及由此产生的负面感受）表达出来，她告诉治疗师治疗关系已经是"相互爱慕的情侣"关系了。这个过程不但让被督导者觉得自己的主体性得到认同，她也会发现，表达感受是很有力量的，一个人可以影响或者转化主体间场。

当然，我们也不能高估治疗或者培训背景的重要性。实际上，当一个人开始认识到主体间场复杂性的时候，他有可能会觉得无所适从。这个观点代表了观念在本质上的转变，即从人类发展与心理疾病的客观主义理论到症状、失调及健康共同决定论的转变。如果咨询应该关注主观体验，主观体验又是基于背景构建而来；那么了解背景就是督导的重要任务之一。但是，想要从整体上对关系背景进行把握与了解就犹如试图用双手遏制流动的溪流一样不可能实现。即便如此，我们还是要提醒被督导者：患者的感受以及他们在治疗中提供的一切信息都是基于一个背景，我们只有在了解这个背景的基础上，才能对患者有更深入的了解。我们对主体性的探索其实就意味着我们对背景的了解。

为了说明背景的重要性，我们要介绍一下背景是如何对督导造成影响的。首先，正如我们在本章开篇的时候讲到的，督导是否对被督导者进行评定是影响主体间场的重要因素，这个因素会阻碍被督导者向督导提出质疑或者挑战。第二个能说明背景重要性的例子是对治疗专业性的考虑。知情同意原则需要我们告诉患者他的案例正在接受督导，同时我们也要告诉患者督导的相关资质，这样，督导就成了治疗系统的一部分。

在第七章我们提到过这样一种状况：患者知道自己的治疗被录像。在这种情况下，有些患者会对着摄像机直接与督导进行讲话。患者能够意识到自己的案例被督导，这件事会影响他在治疗中的体验。这种情况下，相对被督导者来说，督导作为权威与监督人，来访者们会以为督导的存在干预了治疗师向自己表达好感。最终，这种构建让患者十分渴望获得治疗师对自己的敏感与关注，而并不需要治疗师拿出爱的具体行为。在这个背景下，问题的关键不是让患者意识到治疗师正在接受督导以便重组并探索自己的经验组织原则。相反，问题的关键是，患者能够意识到治疗师将治疗录像呈现给督导，并且会把这个当成背景来抵消或矫正自己强烈的负面情感（比如自己是不值得被爱的）。随着治疗的进展，患者发现安全的治疗背景以及治疗师合理的情感反馈可以帮助她转变自己的经验组织原则，让她从一个坚信自己不值得爱的人变成一个认为自己可以付出并收获爱的人。

背景的任何一个因素都有可能对其中的参与者产生影响。我们回到在第七章讲到的那个案例，有一段时间，患者坚信治疗师深深爱着自己，他只是迫于督导的压力，无法向自己表达爱意。这种强烈的想法几乎到了妄想的程度。患者构建的意义对治疗师与督导来说是有破坏性的。被督导者觉得自己应该想办法纠正患者认为自己喜欢她的不切实际的想法。他担心一直关注她的主观感受（她的核心经验组织原则：认为自己是不值得爱的，她还相信只有治疗师的爱才可以治愈自己）对她并没有什么实际的帮助。治疗师想知道要不要把自己真实的感受告诉来访者，但是他还是担心这样的干预不但不会促进患者的成长，反而会伤害来访者。对于这一点，督导也担心患者不能接纳这个事实，会很不平衡，不知道该怎么办。很多时候，他们担心患者到底会不会从这种治疗中受益。她到底需不需要药物治疗或者住院治疗？被督导者和督导共同的担心以及随之产生的情感在督导中被讨论，成了督导的一部分。在督导过程中逐渐产生的协同的、相互尊重的关系慢慢成为一种背景。在这个背景中，他们的情感得到调节，他们的担忧得到检验。最终，他们认识到患者的进步，她的社会功能逐渐提高，最终决定相信并坚持这种方法。

督导的背景经常为被督导者与督导提供一种间接治疗。既然大多数治疗师自己也是患者，他们同患者自然有很多共同之处。理论上说，主观经验组织的方式有很多种，而事实上，由于有着共同的生物基础与文化，人们之间的共同点要超过他们之间的不同之处。因此，患者组织经验的方式与治疗师组织自己经验的方式也有相似之处。他们对患者主观经验的阐述会无可避免地碰触到自己类似的体验。

小组督导对这种共同经验的阐释非常有效。当督导与被督导者共同倾听案例，小心处理患者的主观感受，并且对经验组织原则以及情感给予协调性反应与阐释的时候；他们就会联想到自己的经验。他们开始对患者的经验组织原则、情感状态、症状形成背景以及患者对健康状态的追求给予协调性的反应，督导与被督导者可能会对他们听到的内容产生共鸣，他们会认识并重组自己的主体性。对被督导者而言，当倾听他人汇报案例而不是自己的汇报案例而产生焦虑时，他们常常会原谅自己的小缺点或者失误。当我们试图阐释他人经验的时候，也常常会这样。因为我们会有相同的情感状态（虽然他们是由不同的经历引起的），当督导对患者的情感状态进行阐释的时候，在某种程度上，也是在阐释自己与治疗师的状态。对被督导者而言，这种代替性的理解与反馈常常让他们选择接受更深入的心理治疗，因为他们很想更好地理解自己。

在一些非督导的情境下，我们也可以获得自我反省。比如，阅读专业书籍、小说、与同龄人交流或者倾听病人都可以加深我们对自己经验组织原则的认识，这有助于转化过程的发生。但是最为关键的因素还是背景。也就是说，我们对任何主观感受的理解都借由一个特定的过程而展开，这个过程有特定的时间与历史，包括过去、现在及将来（Orange et al,1997）。因此，我们要关注经验形成的背景，这是主体间感受性所需要的元素。对背景的理解在本质上并不是教条的，它能够结合对个人主观意义的探索。

一个被督导者报告的女患者，快 40 岁，她总是不能接纳自己的情绪状态。有一次，她报告说，自己所做的一切都不能让自己拥有亲密关系，不能让自己过上相对正常的生活。在咨询中，她回忆说自己常常工作到很晚，而且喜欢一边听音乐一边工作或打扫办公室。这时，患者与治疗师好像都陷入一种状态，患者的情感与意义都变得难以把握。这个时候，治疗师问患者听什么歌。患者没有丝毫犹豫地告诉治疗师自己经常听的歌曲，这首歌唱的是一个生来就有缺陷但后天备受宠爱的孩子。随着歌曲的展开，患者开始谈及自己的经历，治疗师也对患者的经验组织原则有了初步的印象。她向患者描述了这样一个小孩，可爱、开朗，但是这个孩子除了取悦父母，对其他的好像不感兴趣。对患者来说，她所有的努力并没有像歌中的小女孩那样换来他人的关爱与接纳。患者需要关爱以及情感的协调，可是这些渴求并没有得到满足，同时，她认为自己是有缺陷的。当他们试图总结这首歌曲的意义时，患者流泪了。这是她第一次认识到父母的疏远和有条件的关爱对自己的影响。在这个案例中，我们看到治疗师对背景的关注（听音乐）对于了解患者向治疗师提供的信息是十分必要的。

本章小结

本章对主体间视角的督导进行了介绍。我们可以得出以下结论，督导关系也是一个主体间场，这个场是由督导、被督导者以及患者主体性的互动而形成的。我们讨论了督导的权威性、专业性以及学业评估者身份对这个系统产生的影响。多年的工作经验告诉我们：对这些背景因素可能产生的影响进行说明，对被督导者与督导来说是很有帮助的。

第九章

主体间视角下的心理治疗
（本章与H.C Brunette共同完成）

将理论转变为实践并非易事。打过高尔夫球的人很容易明白这个道理，尽管他们了解有关高尔夫的各种挥杆技巧，但是当真正手执高尔夫球杆的时候，所有的技巧好像都成了纸上谈兵。心理治疗的培训与督导也常常面临这个难题：如何才能更好地将理论转化为实践？在咨询的时候，我们常常不知道怎么回应来访者，不知道什么样的回应才正确、合理；除此之外，还有一个不可避免的影响因素，那就是咨询师自身的主体性。

为了更清楚地了解在督导背景下将理论转化为实践的问题，我们邀请了一个博士研究生共同参与工作，即博士研究生（治疗师）、本书作者（督导）共同参与一个新个案。因此，我们工作的背景变量包括两个督导、治疗师以及患者四个人，由于患者知道治疗过程会被录音或者用于专业教学（尽管我们尽力保护患者的隐私，尽量减少患者的顾虑对咨询造成的影响），这也会对我们工作的背景造成一些影响。我们要试图观察治疗和督导的过程，同时对其中呈现出的主体间相关的问题进行说明。此外，由于参与者意识的局限性，有关这个主体间场的很多方面可能会被忽略。尽管如此，这个过程还是让我们发现了很多之前没有注意到的问题。

我们会通过一个案例来说明治疗师应该如何对患者的主观感受给予协调的反馈，并阐释其经验组织原则。我们会关注在九个月的治疗过程中，治疗是如何展开的，经验组织原则是如何转化的；此外，我们还会从主体间的视角对此案例进行督导。本案例由一个正在接受培训的初级治疗师提供，我们可以借此更好地阐述与澄清咨询中的干预策略、四个参与者共同构建的主体间场，讨论所有这些因素对治疗的影响。

个案报告

Brad，40岁，男，音乐人兼作曲，在心理诊所接受每周两次的心理治疗。他有一个双胞胎哥哥，又高又帅；同哥哥相比，他自己不算太高，相貌平平，当然也更善于打扮自己。治疗刚开始的时候，他很在意自己的外表，总是用手整理发型或者衣领。但是，对于心理咨询来说，他的穿着并不合理，打扮有些轻佻，比如，他很喜欢穿紧身牛仔裤，衬衣也会敞开几个扣子以显露自己的胸肌；他还喷很多古龙水，最近也是如此。Brad在每次治疗开始的时候，总是感到焦虑、不自在，当治疗师谈及那些让他感到痛苦或者尴尬的事情的时候，他更是如坐针毡，不知道该说些什么，有时只会不自然地咯咯傻笑。从治疗开始到现在，他的情绪并不稳定，有时泪流满面，有时又火冒三丈。

他来咨询是因为他不知道如何处理自己的愤怒情绪；此外，由于最近自己遭遇亲密关系的丧失，他感到心情抑郁，觉得自己没有价值。他说这是他记事以来抑郁时间最长的一次；而三个月前这个维持了几年的亲密关系的终结，让他的抑郁更严重了。

起初，他在女友的建议下接受了心理咨询，他希望通过心理咨询解决自己爱发脾气的问题，并修复自己与女友的关系。他这样描述自己在人际关系中的问题：当感觉不能控制自己行为的时候，就会大发雷霆；而被问及爱发脾气的场合时，他说一般都是在乎的人背叛自己或嫉妒他人的时候才会发生。他说自己会大吵大闹、哭泣、祈求，有时候还会骂人或用语言攻击他人。

Brad小时候在身体与情感上都受到过父亲侮辱。他不记得父母鼓励过自己，不仅如此，父母总是想把自己变成完美儿童，来满足他们给自己设定的根本不可能达到的高标准。他们认为他应该像哥哥那样，做事完美、优秀无比。他虽然喜欢与审美、艺术有关的活动，但是父母从不支持他追求自己的兴趣。相反，每当他表现出音乐天赋的时候，总是受到来自父母的冷嘲热讽。

Brad 目前同离异的母亲同住，经济上还完全依靠母亲。父亲离婚后与他们再也没有联系；此外，虽然自己或者周围朋友都认为他有一些音乐天赋，但 Brad 在音乐专业上，也没有做出什么特别的成绩，甚至用音乐养活自己都成问题。有时候，他会尝试谱一些曲子，但是到现在为止，这些曲子都虎头蛇尾，没有一个像模像样的。

治疗刚开始的时候，与 Brad 共同工作对于治疗师的自信心来说就是一个挑战。仅仅在第一次咨询之后，Brad 就给诊所打电话说他发现前女友与其他男人在一起以后，自己脑子里就出现了与自杀或者杀害女友有关的想法。他和妈妈一起来医院进行了紧急咨询，并要求母亲旁听咨询，他衣冠不整、十分愤怒、心神错乱、几近疯狂，他告诉咨询师自己被抛弃，遭到了女友的背叛。

患者：（就如同正在对女友说话，大声吼叫、哭闹、用拳头砸椅子）"她有责任告诉那个男人她已经有男友了！她一直告诉我她多么爱我，我也告诉她我爱她。可是，最后她却和别人好了，到底是怎么回事？发生了这么多事情，我为什么都不知道？"

治疗师："好像在你与她的关系中，你没有受到尊重。"

［这里，治疗师试图阐释患者的主观状态。或许对治疗师来说，最合适的说法是"你感觉受到背叛。"］

患者："我觉得不受尊重。我那么关心她，对她那么好，可是她却不尊重我。"

治疗师："你说你很爱她，你对她的爱超过其他人。"

患者："这种事情发生过很多次，现在，我对她所做的一切都表示怀疑。"

治疗师："感觉很难再相信她。"

［治疗师再次尝试表达自己对患者主体感受的理解。］

患者（哭泣）："是的，我真是不明白，她为什么会这么做？为什么会破坏我对她的信任？她怎么可以这样？为什么这样逼我？"

这次咨询让这个初级治疗师有很多感悟与体会，在处理这样一个有着潜在自杀危险的患者的时候，她有些不知所措，甚至有些焦虑，她也不知道如何才能保证他的安全。在参加督导的时候，她提到了这些担忧，并希望督导告诉她应该怎样做才能控制自己的状态，进而为来访者提供更好的咨询。督导当然没有给出具体的建议与指导，反而强调了她在治疗中的表现，说她能够一直陪伴患者，近距离感受患者的感受并且给予协调的回应，她做得很不错。他们注意到患者好像一直专注于自己被拒绝的感受以及灾难化的体验。当有人陪伴他、倾听他、理解他的痛苦的时候，他会变得平静。治疗师也思考了倾听对患者产生的效果。此外，督导与治疗师都觉得患者内心深处很渴望得到别人对自己主观感受的认同与接纳，他们对患者的经验组织原则进行阐释：我不如别人，我是不值得爱的。

在前半年的治疗与督导中，患者愤怒情绪的处理是一个重要主题。在治疗早期，我们就发现与患者的愤怒问题直接相关的一个经验组织原则：他总是不能将自己或者他人好的方面和坏的方面进行整合，他认为愤怒不应该是自己的一部分。在前几次治疗中，当谈及亲密关系终结的时候，他时而责怪自己，时而责怪女友。他好像认识不到自己同女友双方都有责任。他告诉治疗师，他想要彻底消除自己爱发脾气的习惯，让愤怒在自己的生活中消失。

> 患者："我总是无法控制愤怒。它让我无法作曲、无法交友、无法维持现有的关系，它破坏了我的生活。"

> 治疗师："你觉得它让你很多事情都做不成。"

> 患者："嗯，是时候改变自己的状态了，我应该清空我自己，清除我内心所有的愤怒，去寻找平静。"

> 治疗师："所以，如果可以的话，你想要消除愤怒，让它不再是你生活中的一部分。"

> 患者："嗯，根本就不值得，它让我的生活变得一团糟，破坏了我的生活，让我消耗很多。"

在之后的一次咨询中，患者又说到愤怒的问题。

> 患者："你知道，想要寻找平和，就需要原谅和宽恕，你不能对任何人有任何愤怒。"

> 治疗师："所以，你感觉生女友的气使你无法原谅她。"

> 患者："哎，生气或者愤怒会破坏我的生活，根本就不值得。我不生她的气，她之所以这么做，自然有她的理由。"

> 治疗师："愤怒阻碍了你成为你想要成为的人。你觉得愤怒并不符合你想成为的那个形象。"

> 患者："当然，这不是我所认为的健康的生活状态。"

对患者愤怒问题的处理让我们在督导过程中有机会讨论愤怒的自我保护功能。起初，治疗师对愤怒的态度同患者一样，认为愤怒破坏了他的生活和他所建立起来的关系。因此，她告诉患者，愤怒是每个人都会遇到的情绪，这么说是想让患者能够更加理智地看待并处理自己的愤怒。此外，在患者经历了令人如此难以忍受的愤怒体验的时候，治疗师说自己能够理解并支持患者的感受。

在针对这个阶段治疗的督导中，愤怒情绪的处理是督导的主要内容。经过督导，治疗师认识到，自己对患者绝望和被抛弃感的接纳与理解，能够改善患者的愤怒；此外，治疗师还慢慢认识到患者的愤怒与恐惧之间的联系。她觉得患者的愤怒不仅保护他不受到伤害，更重要的是，愤怒还可以让他远离自己总是被他人当成小孩子的感受。这种理解使治疗师从不同角度理解了患者。在他情绪爆发的时候，可以给予更协调的反馈，而不是像以前那样觉得害怕；与此同时，患者也发生了变化，从以前大吼大叫的愤怒，变得容易哭泣，看上去敏感而脆弱。

患者:（大吼大叫、用拳头砸椅子，就好像在对他的女友说话）"Sara! 你到底懂不懂什么叫作关系？或许过去你的关系并不如意，或许你认识的人都对你不好，或许你认为关系的本质就是如此；但是你的想法是错的，关系不是像你想象的那样，关系关乎爱与信任，重要是双方应该在一起并走入对方的内心，而不是拒人千里之外。你为什么同那样的男人约会？他什么都没有！"
这时，Brad 像一个孩子那样，说出了自己对"接纳"的渴望。

治疗师:"你刚才说了很多伤心之处，你有太多的感受想与她分享，但是你却做不到，因此你感到很受伤，也很愤怒。"

［治疗师试图理解患者的感受与体验，并且阐述他愤怒背后的受伤与丧失感。］

患者:（稍微平静了一些）"是的，她总是不让我走进她的内心，这让我很受挫。"

［治疗师给予患者的协调反馈让患者变得平静，令他能够更好地调节自己的愤怒。］

治疗师："你真的很想同她发展亲密关系。"

［治疗师注意到 Brad 的主体性，他希望同女友发展亲密关系。］

患者：(明显平静了很多)"是的，我想知道她的梦想、她的恐惧与担忧，我觉得这是作为一个男朋友理应了解的，我真的很想这么做，这种关系是那么的让人向往。"

［Brad 又重新表达了自己对亲密关系的渴望；但是这种亲密感，在他童年的时候并没有体会过。］

Brad 发现当自己很愤怒的时候，治疗师并没有害怕、拒绝或者评判，这让他觉得宽慰。慢慢地，他开始谈及自己被女友背叛的受伤感受，这些感受与他的愤怒情绪是密不可分的。

患者："那天晚上，我发现我女友同其他男人在一起，我感觉到愤怒。"

［Brad 好像更能宽恕和接纳自己的愤怒情绪。］

治疗师："听上去，你非常受伤。"

［治疗师对夹杂在愤怒中的受伤体验进行了阐述。］

患者："我走过她的窗前，我看到她和他相拥，我看到她竟然同他那么亲密，对此，我感觉非常伤心。"

［Brad 觉得自己能被治疗师所理解，他能更好地体验自己的受伤感。］

Brad 开始探索愤怒情绪背后的受伤体验，他逐渐认同治疗师的观点：愤怒只是对自己受伤体验的保护性反应。随着治疗的深入，Brad 更加信任治疗师，也变得更敏感。在督导中，咨询师表达了自己的担忧，她担心自己对 Brad 愤怒的理解和协调反馈会强化他的愤怒，反而不利于愤怒的改善；她担心自己的反应会让 Brad 觉得愤怒是可以理解的，是合理的。在督导初期，督导很重视传授给被督导者理论及基本概念，比如愤怒只是一种反应性表现，这个表现背后是患者真实的主观感受与信念。督导还特别指出了治疗师对患者不能自控的愤怒的担忧以及她内心深处想要帮助患者克服恐惧的想法。随着督导的进行，督导慢慢意识到治疗师的担忧，并且将它们告诉给治疗师。这样，督导同治疗师之间一种合作的、相互影响的、协同理解的氛围就形成了。慢慢地，患者的羞愧与敏感也触动了治疗师，她能更好地回应 Brad，更好地理解他的心理动力。她相信 Brad 会变得更有力量、更统合，他对愤怒情绪的调节和接纳能力都会提高。

此外，另外一个经验组织原则也慢慢清晰。Brad 觉得自己本质上并不好，在他人眼里，自己一点价值都没有。Brad 并不重视自己对周围环境的体验，也不关心自己与他人互动的过程中产生的那些同自己的经验组织原则不相符的经验。他认为不能自控的愤怒情绪是导致关系终结的唯一原因，虽然他受伤和背叛的体验对于关系的终结也起着十分重要的作用，但是他好像并没有意识到这一点，他觉得是自己导致了关系的终结，这对于他来说是先入为主的。治疗师在督导的过程中谈及这些问题，她开始更能理解自己作为一个治疗师的重要意义：Brad 一直觉得别人无法理解他，不能接纳他；而治疗师对他主观体验的接纳与理解可以帮助他抵消或者缓解之前的感受。

随着治疗的深入，这个经验组织原则（自己无法被人理解，自己在别人眼中是没有价值的），出现的次数也越来越多；同时，他也开始试着接受这样一个现实：自己与女友的关系不可能回到从前了。Brad 告诉治疗师，自己前来咨询，可以让自己更好地理解自己的过去，理解过去的经历是如何导致现在的问题的。

Brad 的外在行为也随着咨询的进行而发生改变。他的衣着变得休闲，行为也不像以前那么轻佻，他比以前稳重很多。这个小的变化让治疗师对他的印象也发生了改变。以前，她总觉得自己与患者有些疏远，因此会很警惕他轻佻的举止，而现在她觉得同 Brad 亲近了很多，也觉得他比以前更能打开自己的心胸，也更能觉察到自己的感受。治疗师与患者共同创造了一种氛围，在这个氛围中，他们可以安全地探索那些痛苦的经历。

正如之前所说的那样，Brad 的早年经历导致了他对自己负面的感受与体验，慢慢地，他在治疗中也开始谈及这些问题。

> 患者："在我哥哥面前，我觉得很有压力，很压抑，他的光环总是超过我。人们知道我有特长，但是他们总觉得我所喜欢与从事的事情没有价值；生活在这样的环境中，久而久之，我也觉得自己是一个没有价值的人。"

> 治疗师："听上去，找到能够理解你并欣赏你价值的人，并不是那么容易的事。"

> 患者："是啊！"

> 治疗师："你的家人不能理解你。"

> 患者："是的，当然，他们对我好像只有控制。他们总想让我与我那可恶的哥哥一样。"

> 治疗师："和我详细地谈一谈吧。"

> 患者"好吧，我也不知道，有时候，当我拥有别人没有的东西的时候，我就觉得有罪恶感。就是因为罪恶感，所以我觉得我不能拥有什么，我让自己落魄、潦倒，没有一点乐趣。"

治疗师:"所以你觉得自己不值得获得别人的爱。"

患者:"是的,我的音乐也是如此,我总是免费参加演奏,我觉得如果他们关心我,他们自然会付费。"

治疗师:"你觉得应该免费演出。"

患者:"是。"

治疗师:"继续说一说可以吗?"

患者:"免费演出我能获得一些朋友,感到自己有一些价值。"

治疗师:"很难感觉自己是有价值的。"

患者:"是,我很难对自己说,'这是我的工作,报酬是我应得的'。"

治疗师:"你知道这种感受从何而来吗?"

患者:"我成长的过程中,从来没有形成一个良好的自我形象。我总生活在我哥哥的光环中,爸爸让我觉得自己所做的都是那么没有价值,自己的表现那么差。我现在也不能形成一个好的自我认知。"

治疗师:"所以,到目前为止,你依然不能发现自己的价值。"

[治疗师之所以这么说,有这么一层意思,她想让患者知道自己是有价值的,她觉得他有价值。]

患者:"是的,当人们认识到我有价值的时候,我却感觉别扭。"

治疗师:"当别人觉得你有价值的时候,你觉得很别扭?"

患者:"是的,我知道我应该慢慢习惯别人的表扬。但我的自尊太低了。我总觉得我自己长相丑陋、身材瘦弱,哎。如果我价值 100 分,别人给我 50 分,我可能就很知足了,让我满足的远远低于我自己的真实价值。"

治疗师:"你很难觉得自己值得得到更好的。"

患者:"是的。"

Brad 开始感觉到治疗师能够接纳自己的主观感受并且承认自己的价值,他也越来越从容地接纳自己童年的痛苦经历。Brad 与治疗师之间的自体客体关系创造了一个安全地带,在这个安全地带中,治疗师与患者可以共同探讨那些痛苦的体验。Brad 能够较为从容面对自己容易受伤的一面;而且,治疗师越是能够理解 Brad 自认为一无是处的感受,也就越能很好地阐述自己对他的理解。Brad 也觉得自己能够被接纳,他变得更加平静,也更想探索自己的内在世界。治疗师对 Brad 的感受也不像以前那样别扭,觉得放松了很多。他们相互影响的主体创造了一个背景,这个背景可以让患者的经验组织原则慢慢发生改变。他不再觉得自己一无是处或者总是被别人误解;同时,治疗师也不再像以前那么不自信,不知道自己如何才能平息 Brad 的愤怒情绪。

督导的焦点因此调整为患者自认为不值得获得爱的经验组织原则。接下来的讨论与患者当下的关系有关,我们关心的问题是:放弃一段关系对患者来说为什么这么难。对 Brad 而言,虽然女友不那么忠诚,也不关心自己;可是,她给予自己的感情却可以满足自己对爱与接纳的渴望。女友对 Brad 的付出少之又少;但是,对他而言"一点点就够了",最终女友的离开让 Brad 陷入了这样情感危机:自己对接纳与被爱的渴望没有实现,同时还要承受被拒绝的痛苦。Brad 几乎从来没有觉得自己被他人关爱或者重视,尤其是自己的家人,他们几乎没有给自己什么关爱。对他来说,获得别人的一点点感情就很满足了。因此,失去女友给过他的一切是 Brad 无法承受的。这种观念符合 Brad 对关系破裂的主观感受,他觉得终结一段关系对他来说是致命的打击。

治疗师想告诉 Brad 他的经验组织原则（我并不值得那么多，一点点就够了），她希望通过这种方式了解 Brad 对自己与前女友关系的强迫性的需要。但她很快意识到此时还不太适合说这一点，这会让 Brad 陷入一个困难的境地。Brad 开始怀疑自己之前经历中的痛苦体验——而这也是治疗师一直努力让他意识到的。

患者："我只是想做属于我自己的事情。"

治疗师："嗯，你想让别人接纳真实的你。"

患者："是的，是的，但我做不到。我会想象人们对我说'你可以唱你的歌，你很优秀，很有天赋'，对此我的反应却是'你们懂什么，并没有那么简单'，诸如此类，我内心好像有什么东西阻碍我成为真实的自己。"

[此刻，患者好像很接近那种阻碍自己变得更真实的感觉。]

治疗师："我想知道之前有没有他人接纳或者理解你的经历？"

患者："Lisa，几年前的一个女友，或许她能够接纳我。"

治疗师："所以，你很难找到理解你的人。"

患者："嗯，是的，我觉得，虽然人海茫茫，但是我还是找不到能够真正理解并接纳我的人。"

治疗师："我想知道这是不是你很难离开 Sara 的一部分原因。"（Sara 是他近期的女友，他与她的关系很不稳定，很纠结。）

患者："她让我觉得能被接纳？我不知道，真的不知道。"

治疗师："我只是想了解一下，是不是从她身上获得的微弱的被接纳感让你很难离开她。"

患者："是的，她信任我；她了解我所做的一切，并信任我。

我虽然不知道具体原因是什么，但是我确实不想放开她。"

治疗师："我想知道你不能放开她的部分原因是不是因为她的接纳？你生活中能够接纳你的人太少？"

患者："嗯，Sara 很接纳，也善解人意。她想要永远同我在一起，可是我很纠结，是我把这段关系搞糟，我讽刺她，吓唬她，最终她退却了。对她来说，她原本是很想与我共度一生的。"

在这次的咨询中，我们能够明显地看到，治疗师很想让来访者意识到"一点点就够了"的经验组织原则，这种意愿超过了她对来访者主观感受的关注。她太想把自己对患者经验组织原则某个方面的理解阐释给患者，所以她不得不在回应来访者的过程中把"一点点就够了"的观点传达给他。毫无疑问，她之所以这么做，是因为她相信这是对患者影响巨大的一个经验组织原则，比如，只需要一点就可以激起父亲的敌意；一点点情绪就能产生破坏性；来自他人的一点点关心和关注就可以让自己内心充满感激。治疗师对来自督导的压力进行了回应，督导们认为患者"一点点就足够了"的经验组织原则能够说明患者为什么能够接纳前女友的所作所为，虽然前女友并不让人满意，患者还是坚持与她恢复关系。这一点确实十分重要，但是在这次咨询中急于把它告诉来访者就有些忽视了患者的主观感受，比如，患者提到"我内心好像有什么东西阻碍我成为真实的自己"，对此治疗师并没有给予足够的回应。

正是因为忽略了对真实感受的关注，在这次咨询中，患者并没有真正理解治疗师的话；不仅如此，他还以自己的方式（一点点就够了）理解治疗师的回应，他认为由于女友对他的付出已经"足够多"，所以他与女友关系的破裂都是自己的错。回顾这一段治疗，我们可以看到，人的核心经验组织原则对人的影响是很大的。它会让一个人的生活变得有迹可循、可以预料，即便坚持经验组织原则的代价是付出自尊；所以，人们总是有强大的动机来坚持自己的经验组织原则。只有当背景随着时间的进展而改变的时候（即个体主观明显感受到的方方面面都发生一些变化），新的经验组织原则才会形成。而在此刻，引入"一点就很足够"的经验组织原则并不会帮助患者进一步了解自己，他不会认识到自己是一个缺乏他人支持的颇具天赋的人，自己只是很无奈地学着应对没有鼓励、无法被人接纳的生活。他依然会按照自己的方式理解治疗师的阐述，他认为关系的结束都是自己的错。自己根本不应该认为女友背叛了自己，也不应该觉得是女友让自己伤心。如此一来，他就有可能再次质疑并且不接纳自己真实的体验与感受（比如感觉自己受到了背叛，自己很受伤）。这个事例说明，旧有的经验组织原则是很顽固的，以至于新的经验组织原则都会被扭曲以适应它们。

幸运的是，这个话题在治疗过程中再次出现，这时，治疗师就关注了Brad在关系中体验到的受伤感。自己的感受被人关注与接纳，Brad也开始谈论自己的经历，他说自己这辈子根本没有得到过别人的爱，因此他才形成了这样的概念："一点点就够了"。

患者："是的，其实，我承认我只从 Lisa 身上获得很少的感情，可对我来说，我却很难离开她，我从 Sara 身上也没有得到什么感情，可是我还是很难离开她。"

治疗师："根据你的经验组织原则'一点点就够了'，我们就能够了解到为什么分离对你来说这么困难了，虽然他们都伤过你的心，但是对你来说，一点点关心和感情就已经很满足了，所以你对他们难舍难分。"

患者"嗯，如果你生活得很好，能够健康地成长，你得到了你想得到的，或许你可以比较顺利地面对分离，最起码不至于崩溃。"

治疗师："但是你并没有得到这些。"

患者："我没有那样的成长史，我不是那样长大的。"

治疗师："所以，对你来说，一点点就足够了。"

患者："对。而且就是这么一点，我还要倾尽全力去抓住它。"

治疗师："因为你之前从来没有得到过。"

患者："是啊，我觉得失去它们我就失去一切。"

Brad 开始在更深的层次上探索自己的无价值感以及保护性愤怒的问题。这时，他看上去还是很抑郁。他说自己感觉很累，做什么都没有兴趣、没动力，还特别易怒。在咨询中，他大部分时间都在哭，而且状态极不稳定，有时哭，有时会十分生气。他谈及抑郁问题，还说他总是感觉自己出了什么状况。

患者："有时候，我想知道我是不是有什么内分泌的问题，因为我的状态很不稳定，短时间内就会发生很大的变化，从小到大一直如此。"

治疗师："能具体聊一聊吗？"

患者："我很容易激惹，这一分钟还好好的，下一分钟可能就大发雷霆。"

治疗师："在你很小的时候你就有这种感受了，而且一直到现在？"

患者："是啊，我曾经把我的问题告诉哥哥，哥哥说'妈妈想带你去看医生，但爸爸不同意'，父母也认为我有问题，可他们不带我治疗，我得不到任何帮助。"

在之后的一次治疗中，Brad 再次告诉治疗师自己在小时候就已经出现了情绪不稳定的问题，并且一直持续到现在。

患者："我很容易生气，很易怒，这不正常。我想要变得更平衡、更平和。我天天吃药，我想我也应该吃药。我觉得当我把我的问题，你知道的，就是抑郁，当我把抑郁的事情告诉你的时候，我并不太开心。"（他提到"抑郁"的时候，声音很小，还别扭地笑了几声。）

治疗师："当我们开始谈论这个的时候，你的心情不是很好。"

［治疗师也不想提及"抑郁"这样的敏感词汇，总是用"这个、那个"来取而代之，这个问题也是需要在督导中进行讨论的。］

患者："或许我只是不想让它成为我的一个借口，我总是有各种各样的问题。"

治疗师："在提到这个问题的时候，或许你想知道我的看法与反应。"

这里，治疗师将 Brad 的注意力引向移情，即 Brad 对治疗师的感受。督导也注意到咨询中移情缺乏的问题。对此，治疗师有一些担忧，她担心会让患者因此对自己产生一些强烈的、不舒服的非分之想；如果确实产生了这样的感受，治疗师也是需要花精力进行处理的。

患者："你知道，患有抑郁的人，比如我，就不想承认自己的抑郁，我一直觉得我意志坚强，不想承认自己其实不能战胜抑郁，我总是告诉自己一定要战胜抑郁。"

治疗师："所以，在治疗室，你跟我承认你患有抑郁的事情，其实是表现出你的另外一面，而这一面是你之前从未对其他人表露过的。"

患者："是，开始的时候，Lisa 建议我告诉治疗师这个问题，我对此很不屑。因为，对我来说，这可不是一件小事。"

治疗师："它严重地影响了你的生活，甚至影响你生活的很多方面。"

在这次治疗中，Brad 表示不想表现自己"弱"的一面，他还担心治疗师会觉得自己是拿抑郁为自己的行为辩护。最终，Brad 还是提到自己想要寻求抗抑郁的药物治疗，在治疗师见过督导之后，治疗师告诉 Brad 最好是将心理治疗与药物治疗相结合。此次督导的重点是探究此时此刻对 Brad 想要得到他人关注的渴望给予协调性反馈的重要意义。在他小的时候，没有什么人给过他帮助，而这次 Brad 自己提出想要接受药物治疗，这其实为治疗师提供了一个契机。利用这个机会，治疗师可以对 Brad 想要得到他人帮助的内心渴望给予协调的反馈。由此可见，治疗师已经成功地创造了一种氛围。在这个氛围中，Brad 感觉很安全；也正是这种氛围，让 Brad 向治疗师提及自己想要接受药物治疗的想法。

一直到 Brad 提出药物治疗的问题，Brad 才开始真正了解治疗师。当 Brad 询问有关药物治疗建议的时候，他貌似很担心抑郁会让治疗师对自己有不好的印象，比如，认为自己是脆弱的、无能的，他害怕治疗师会因此鄙视自己或者认为他只是拿抑郁为失调的行为辩护。对 Brad 来说，他很想让治疗师知道他在很努力地使生活变好，这对他来说很重要。

在治疗师对 Brad 的情绪问题进行回应的时候，Brad 渴望得到认同的自体客体需要也慢慢出现。治疗师了解到，Brad 对自己极端的情绪状态感到困惑，为父母对自己的冷漠与忽视感到不知所措；同时，他很希望别人能够帮助自己解决抑郁或者愤怒的问题。所有的这些从小到大没有得到满足的自体客体需求令 Brad 形成了现有的经验组织原则：没有人真正理解我。别人都觉得他懒惰、倦怠，所以社会功能低，没有成就。很少有人将他的现状归因于他的困境：他要孤单对抗难以处理的情绪问题；因此，他才会担心治疗师也会像别人一样认为他很懒。然而，Brad 在治疗过程中，谨慎地询问治疗师是否可以通过药物对抗极端情绪的时候，对治疗来说是一个非常重要的转化。这说明他慢慢认识到自己为对抗情绪失调、父母对自己的疏忽而做出的努力；同时，他还能意识到治疗师不同于其他人。她可以为其创造一个安全的环境；在这个环境中自己可以获得一些新的体验与感受。

　　治疗 4 个月之后，Brad 开始按部就班地告诉治疗师自己对治疗的点滴感受。起初，他为自己一周来咨询两次感到抱歉，他担心治疗师会对他及他的故事感到厌烦。之后他告诉治疗师"我觉得你一直陪伴在我身边"，同时，他也为即将到来的假期（治疗需要暂时中断）感到焦虑，这个问题似乎成了多次治疗的焦点。

　　患者："你休假多长时间？"

　　治疗师："两周。"

　　患者："太不爽了。"

　　治疗师："让我们谈一谈这个问题。近一段时间，你告诉了我一些之前没有告诉过其他人的事情，我猜想这次分离会激发出你很多感触。"

　　患者："这个假期很糟糕。"

　　治疗师："我知道这有些难，但是我真的希望我们可以谈谈这个问题。"

　　患者："好吧，谢谢你一周给我做两次咨询，你还要在这里待多久？"

治疗师："一年半吧。"

患者："你知道，为了让我变得好一些，我将自己所有的东西都倾诉出来帮助你更好地了解我。我表面上看起来很不错，但是这都是表面现象，我内心很不好过。或许，我觉得我要失去你了。"

治疗师："我还会在这里待一段时间，目前我哪儿都不会去。"

患者又询问了一些关于治疗师休假的具体信息，治疗师对此都给予坦诚的回答，但是她没有探索这些问题背后的意义。由此我们可以看到，咨访互动中其实有很多时刻是值得治疗师探究的。对干预来说，没有什么所谓的对与错。或许这个时候，治疗师会觉得，面对即将到来的假期，如果坚持探索患者问题背后的意义或许会加剧他的焦虑感。

之后的一次治疗：

患者："我来到这里应该说一些合适的事情，是吗？"

治疗师："听上去，你好像很焦虑，你不确定我们或者你自己做的事情到底对不对。"

[这个干预好像并没有正确地把握患者的担忧。患者其实是想让治疗师对自己在治疗中的表现表示认同与赞许，但是治疗师忽略了这个问题的移情意义。]

患者："这是个重要的问题，很抱歉。"

治疗师："所以你觉得你对此感到抱歉。"

[此刻，治疗师并没有关注移情，但是如果她这么说，效果可能会更好一些，"你需要就此事向我道歉"。]

患者："我不想给任何人施加压力，包括你。但是我一直都处于抑郁中，我没有人可以诉说，或者别人会因此而瞧不起我。我觉得这对我来说，虽然是可以理解的，但是同时是痛苦的、纠结的。"

患者与治疗师共同创造了一个场，在这个场中，患者觉得很安全，并且可以在更深层次上探索自己的经历。他渐渐地开始依赖治疗师，因为她给自己无条件的接纳。毫无疑问，Brad 变得更依赖。毕竟，他之前都是与母亲住在一起，他没有足够的经济能力，也没有什么独立生活的意愿。他一直带着自己的经验组织原则生存。然而，治疗师一直努力倾听他的内心，从他的立场感知其感受，并且给予他能够接纳的回应。因此，在这个特殊的二元系统中，我们可以看见 Brad 的过去经历同时还能看到他未来发展的各种可能性。督导组也跟着患者走，开始注意并且讨论 Brad 对治疗师的感受。这几个月以来，Brad 都有很大的热情进行咨询，当然他的装束还是有一些轻浮。随着假期的临近，Brad 更多地表现出自己对治疗师的依赖。

在这 9 个月的治疗中，一个十分重要的主题就是 Brad 对爱情与亲密感（包括身体亲密感）的看法。他同女性的关系总是在两个极端摇摆，有时，他会寻找妓女或者舞女（他说起自己与她们的关系时总是特别谨慎）。有时，他又认为浪漫的爱情是高尚的，不应该包括亲密的肉体接触或者性关系。

在治疗刚开始的时候，我们就能够隐隐约约看到 Brad 对性的态度。在第一次咨询的时候，他提到自己之前的治疗和咨询都与"性心理问题"及"生殖器疼痛"有关。这个话题总是断断续续地出现在后续的治疗中。当治疗师同他讨论性问题的时候，Brad 总是显得很不自然，会不由自主地傻笑；同时还尽量避免眼神交流。

在督导过程中，督导组想知道如何才能让 Brad 谈论自己性方面的问题。在治疗过程中，治疗师自身的主体性也会影响到她对 Brad 的回应。她意识到，作为一个初级女性治疗师，当她主动提及性或者与 Brad 探讨性问题的时候总觉得有些难为情；对于患者暗指的性问题，她也选择忽视。比如，当 Brad 说他与他的前女友"性关系从一开始就很不顺利"或者说"我们的关系不需要性"的时候，治疗师都不会进行深入的提问。

在治疗 5 个月后的一次咨询中，Brad 第一次谈及自己 26 岁时发生的一件事。他和一个妓女发生了性关系，在之后的 7 年中，他都感到强烈的生殖器绞痛，但是找不到医学方面的原因。他还提到，自己的家庭中很少谈及与性有关的话题，他们家还有一个不成文的规定，孩子要和父母一起住直到结婚。Brad 对性行为感到内疚和肮脏，他也坚信疼痛是对自己行为（找妓女）的惩罚。当 Brad 讨论性的时候，治疗师感到不舒服，但是她不想让患者感受到自己的窘迫。为了把焦虑降到最小，她不会直接谈论 Brad 对性的担忧与焦虑，她总是间接回答问题，比如，她会说 Brad 没有安全感，他需要他人的关心与关注。

　　患者："我是说，如果一个人对我表现友好，他们就可以同我发生关系，（傻笑）任何人都可以，太不可思议了，太糟糕了。我也不在乎她们长得什么样，只要表现出一点暗示，我就会同她们发生性关系。"

　　治疗师："你那么需要爱情，如果有人能够提供它（此处，"它"代指性，治疗师避免直接用"性"这个字），你就抓住机会。"

　　患者："对。"

　　治疗师："其实你根本就没有获得身体的亲密感与感情。"

　　患者："是，但是如果有人再对我示好，我还是会接纳，我知道这很糟糕，这让我陷入麻烦。"

治疗师："你仍然十分需要爱情，所以只要有人能够提供这个，比如性或者其他，你就会接受。"

患者："是的，只要有人对我好，我就会与她们在一起。我没有那么挑剔，当然，这是不对的。"

治疗师："你需要这个，这让你感觉不好。"

患者：（在座位上晃动身体，看上去不自然）"是的，我只是觉得我这么渴求感情是不对的，我太需要爱情和他人的感情。"

治疗师："你真的十分渴望获得感情，无论如何，你都要得到。"

患者："是的，是的。所以我为此放弃了很多，甚至放弃了自己。"

治疗师："你是什么时候感觉失去自我的？能不能同我详细说说？和性有关吗？"

［这次，治疗师直白地引入性问题。］

患者："嗯，和性有关系。我不是很清楚我在做什么。我的意思是，最近同一些人在一起，性的体验不是那么愉快。我第一次和她们见面就能发生性关系，对此，我感觉并不太好，身体和心里都不舒服，甚至同你谈论这些，我都感觉到很别扭。"

治疗师："我理解。"

［治疗师并没有讨论患者为什么与治疗师谈论性的时候感到别扭，很可能是因为治疗师对性还不能做到坦然面对。］

患者："这让我觉得自己很丑陋，很卑劣。"

治疗师："或许你是在担心我会因为你跟我讨论这些事而看

低你？"

[此处治疗师将治疗的重心引向移情。]

患者："这让我看上去是个没有原则的人。我觉得我很卑鄙。"

治疗师："所以你才担心我会看低你，正如你所说，因为这些事情？"

[此处能表现出治疗师对性的不自然。比如，她用"这些事情"来代替与性有关的词语。]

患者："是的，我也不确定。但是我知道我需要告诉你这些。"

治疗师："听上去，当你告诉我的时候，有一些东西让你感到担心。"

患者："是的，我本不想说这些事的。"

治疗师："你觉得你告诉我这些事情之后，我就不怎么喜欢你了？"

[治疗师在确认自己对患者的看法还是挺不错的。]

患者（傻笑，感觉很不舒服）："我猜是吧。"

这次咨询让我们看到治疗师对性也不是那么坦然，公开讨论性的时候，她会不自然；我们还知道，患者的性经验是他羞耻感的一部分。督导组从很多角度考虑这次咨询。考虑到这个独特的主体间场，我们认为，治疗师对性的不自然或许会对患者产生影响，只是我们还不知道是以什么方式影响他的。回顾这次咨询，治疗师担心自己与患者讨论性问题是超出范围的，还担心自己会因此对患者有负面的评价。她之所以能与督导分享自己的反省，是因为她对督导感到安全，而且她作为一个临床工作者的自信也逐渐提高。她能更深入地了解咨询过程，与督导一起探讨自己的表现。这个过程很自然，没有表现得很防御。

作为督导，我们首先会关注治疗过程中进展比较顺利的方方面面（Teicholz，1999b）。对于这个治疗来说，尽管治疗师有些焦虑，但她还是可以洞悉患者内心深处对认同的渴望，她依然能够与患者所叙述的主题保持连接，能针对一个主题对患者进行长达几个月的深入探索，进而了解到患者之前没有满足的心理需求对他现在所产生的影响。我们认为，通过对患者渴望得到认同的自体客体需求的接纳，治疗师慢慢构建了一个让患者感觉安全的关系。这个关系对患者来说是一个全新的体验，它和过去那些得不到他人回应的、具有伤害性的关系是不同的。治疗师对患者自体客体需要给予接纳与认同，推进治疗进程，同时帮助患者形成新的经验组织原则。一直以来，患者认为自己是有缺陷的、充满缺点的、不值得获得他人的关心与爱。在治疗中，治疗师能敏感地察觉他的需要（和别人建立身体与感情的亲密感）并且谨慎回应。基于这个新的关系背景，他会慢慢修正自己长期以来的旧的经验组织原则。

这次咨询中，治疗师有效处理自身焦虑的另外一种方式是在治疗中直接关注移情，让患者将自己纳入他的经验组织原则。我们发现，对于患者给自己的投射或暗示，初级治疗师往往表现得犹豫不决，不知道何去何从。在这个案例中，治疗师了解到，患者其实很害怕人们觉得他很差。因此，她冒了一次险，将患者所认为的"人们"引向自己。治疗师其实是在内隐地帮助患者注意到这样一个事实：她并没有觉得他是有缺陷的。

尽管督导强调治疗中积极的方面，治疗师能够明显感觉到自己在直接回应患者性问题时的窘迫，这其实不利于患者继续揭露自己重要的体验。治疗师担心自己的表现将会令患者加剧对性需要与欲望的羞耻感。这时，咨访的主体就以一种特殊的方式交互影响，这个主体间场会让患者觉得不再那么安全，他也不会继续深入揭露自己的真实感受。治疗师没有对患者性的欲望与冲动做正常化的处理，而是问他为什么对性感觉不自然或者不舒服，这会让患者不确定治疗师是不是能够真正接纳他。

然而，通过治疗师给予的协调反馈，患者能够感到安全。正如督导所感受到的那样，患者依然很想向治疗师倾诉自己的困难，还总是婉转地提及自己在性方面存在的问题。督导还没有找到一个合适的方法帮助治疗师更好地处理她讨论性问题时的焦虑。当然，督导已经碰触到这样一个边界，对这个边界来说，一边是督导能够解决的问题，一边是治疗师想要以自己的方式解决的问题。治疗师在讨论患者的性问题时依然感到焦虑；当患者间接谈论性的时候，治疗师又往往会忽视患者的隐指。其实，治疗师的表现有一定的危险，这或许会强化患者认为性很肮脏、自己的行为很羞耻的想法；同时他会觉得自己不应该有与性有关的想法和行动。

患者："我总是害怕我的生活。一出门就恐惧。所以我经常待在家里，哪儿都不去。即便我去酒吧、去听歌或者看人们跳舞，我都会觉得恐惧，这真是有些不可思议。我觉得总是有人盯着我看，这让我感到害怕。"

治疗师："在那些场合下，你想象过会发生些什么吗？"

患者："我觉得当我走进那些地方的时候，总有人盯着我，我觉得他们会想'看啊，他又来这里钓女孩了'或者之类的想法'他来这里就是为了一夜情'等等，这些让我觉得害怕，所以我只能待在一个地方，哪里也不能去。"

治疗师："所以，你觉得人们对你有些负面的想法？"

患者："我觉得是，我觉得当他们看我的时候，他们会有这样的想法。我不知道他们看到我的时候是怎么想我这个人的。"

治疗师："他们有没有批评你的外表？"

患者："我觉得应该吧，当我出去的时候，我总是站在暗得别人看不见我的地方，我总是喜欢去没有人看见我或者关注我的地方。"

治疗师："或许你觉得如果你站出来，你就会受到别人的批评或者评判。"

患者："我觉得是这样。"

这次咨询中，患者试图提到自己对性的羞愧体验。他说别人都觉得他总是以性的眼光去看女性，这其实是他对自己羞愧体验的一种隐指，这也加剧了他对自己有关性的想法的羞耻感。他很想去没有人关注他甚至没有人看到他的地方，他觉得，这样就不会有人知道他的这些想法。治疗师并没有针对这个问题同患者展开讨论，她回避了患者提到的"钓女生""来到这里就是为了一夜情"这些问题，而是选择探讨别人对患者的负面想法或者评价。治疗师的这个选择会强化患者的一个想法，当然，这也是我们的工作试图解决的一个问题——患者之前有过太多的体验，他觉得别人都无法接纳他的真实感受。或许治疗师可以告诉患者："看上去，你好像对自己的性渴望感到羞耻"，这个回应既可以对患者具有习惯性的想法进行"正常化"；同时还会让患者觉得治疗师能够接纳自己的性欲望。

督导在患者与治疗师对性存在的焦虑上花了很多时间，进行了多次讨论。督导认为，如果想要让患者在治疗中开放地论性，治疗师首先要坦诚自然地面对性这个话题。治疗师认为，患者对女友感到愤怒的外表下隐藏的其实是当他得知女友同另外一个男人发生性关系时，他所体验到的羞耻感与无能感。除此以外，患者对先前性经验的羞耻体验还促使其回避与性有关的场合。然而，患者还意识不到性欲望对自己的意义，这些意义被羞愧感以及他的道德感或者超我所掩盖了。为了能够更好地探索性对于患者的主观意义，治疗师与督导需要找到一种方法，这种方式能够平息治疗师的焦虑与担心。因为对治疗师来说，她觉得自己公开同患者谈论性的问题，无论作为一个临床治疗师，或者仅仅是自己的想法，都是不太合适的。

督导也面临一个相同的尴尬处境。治疗师需要冒险与患者尝试一些对她来说很难的事情。督导也认为，对于治疗师来说，在督导中公开深入地探索自己对性的焦虑，并不是那么合适；虽然这对治疗来说很重要。在过去的两个月中，督导继续指出患者的性问题以及有关的恐惧，并且试图对他们听到的内容做正常化处理，同时还对其提供的内容给予协调的阐释与回应。他们希望通过不让治疗师感到尴尬或者羞愧的方式提高其作为心理治疗师的治疗水平（这种选择基于他们的个人治疗、培训体验或者生活经历）。与治疗相同，督导成员主体性的互动也创建了一个背景。在这个背景中，治疗师冒险进行回应，这个回应被督导认为是患者对于自己性欲望的自我厌恶。

在之后一次治疗中，患者开始提到自己害怕被别人评论或批评，治疗师对这些感受进行了回应，同时还认真倾听患者谈话中说到的隐匿的性问题。她希望对患者的性幻想做正常化处理，而且还希望同他讨论与性幻想有关的羞耻感的问题。

患者："我不知道他们是怎么评价我的。一般来说，我认为他们对我的评价应该不太好。这种感受让我不敢和人打交道。"

治疗师："你说到他们认为你看起来很可笑，对你进行各种评判。我想知道你觉得他们对你还有哪些负面评价？"

患者："我也不知道。当我走出去听音乐的时候（他看上去有些别扭），人们看到我以后，他们就会想：'哦，看他啊，他又是来搞一夜情的。'"

治疗师："所以说，当你与一个女人聊天或者在一起时，所产生的任何想法都是不好的。"

患者："我不知道，我觉得女性会觉得我对她们有什么非分之想，其实我觉得是她们自己想入非非，我对她们只是友好而已。我并不想带她们回家，也不想和她们发生一夜情。只是比较友好，这并不意味着我对她们有什么企图。"

［很明显，患者变得十分防御。］

治疗师："别人认为你对女性有不好的企图，你对这种误解感到十分焦虑。你觉得这很糟糕。"

患者："我和她们说话并不代表对她们进行性挑逗。"

治疗师："所以你觉得这种误解很糟糕。"

［这次治疗中，治疗师做了以前让她总觉得别扭或者不安的事。即她并没有跟从患者感到自己被批评的感受这一层面，而是意识到性对于患者的重要性，并把性作为这些感受中的一个因素来进行探讨。］

患者："嗯，我觉得是她们自己在想入非非。我是说，一个人很友好，并不意味着他对她们有想法。"

［由于患者对自己的性欲望感到羞耻，同时还因为之前性体验带来的创伤，患者变得有些过分地防御。他专注于他人对自己看法的想象，而不想面对自己真实的想法。治疗师继续关注患者的性的问题，而不是他被别人误解的感受。这里有这么一种可能性，患者夸张的防御已经变成了一种矫正性体验，用来矫正自己与性有关的经验组织原则。］

治疗师："听上去，如果别人认为你有什么非分之想，你就会感觉很糟糕、很羞愧，甚至连正常的性吸引力，你都觉得是一件让人感到羞耻的事情。"

患者："不（看上去有些别扭）。但是，我也不知道，我觉得她们太过于武断了。"

[患者继续同自己长期以来的旧有的经验组织原则及感受斗争。治疗师提到"正常、自然的性"，是想对患者的性欲望进行正常化处理。]

治疗师："能不能跟我详细说一说？"

患者："比如说，他们认为我来听音乐，其实是来寻求一夜情的。"

治疗师："当别人这么看你、想你的时候，你总是十分焦虑。"

患者："这不健康，也不正常。"

治疗师："也就是说，发生性关系是不健康的？"

患者："是的，是的，我觉得，如果你与一个女孩确立了恋爱关系，是可以接受的。"

治疗师："建立关系以后发生性行为是可以的，但是一夜情就不行。"

患者"是的，对我来说当然不行。我对一夜情不感兴趣。由于之前的冲突，我对此并不感兴趣。"

治疗师："你之前有过一夜情的经历。"

[治疗师紧紧跟随患者所说的内容，同时还缓慢地探寻患者还没说的内容。]

患者："是的，之后我就病了。"

治疗师："所以说，性对你来说带有很多羞耻感。"

[对于患者提到的"之后我就生病了"的问题，或许可以做更好的探索，但是患者与治疗师都已接纳了二者主体性的扩展。或许，对于二者表现出的焦虑，治疗师的决定是个不错的判断，这个决定是基于双方主体性的交互而形成的。]

患者："是的。"

在这次咨询中，治疗师为患者的行为进行正常化处理，她认为患者的性需要是合理的。她并没有关注患者的冲突、曲解，也没有关注患者在阐述自己性体验时的不协调。她没有像以前一样一味关注患者被他人评价的感受，而是选择直接谈论他对性的看法与体验。

在咨询中，一个重要的实践指导原则就是治疗师的反馈要具有特异性。一旦治疗师克服了自己与患者谈论性问题时的焦虑，患者也会发现同样的转变。在以后的咨询中，治疗师便可以集中讨论患者的性问题以及伴随的内疚感与罪恶感。在这个背景下，患者慢慢开始谈论这些羞耻感是如何影响他的性关系的，同时还谈到女性对他的拒绝，他认为女性是因为他的性方面的问题而拒绝他。

患者："嗯，Sara 就是这样。她很看重性关系。可是我同 Sara 发生关系的时候，我总是表现得不好，所以对于我的表现，她总是有各种各样的假设与借口。她慢慢地对我就十分冷淡与疏远了。"

治疗师："你觉得你们的性关系导致了一些问题的产生。"

[治疗师对患者主观感受中的几个方面进行了反馈，但是她没有对患者所谈到的"我表现不好"的问题进行反馈。]

患者："是的，她会觉得很尴尬，这件事情上我感觉很不舒服，所以有时候，我只是同她混混罢了。"

治疗师："听上去，她并不觉得你有吸引力？"

患者："是的，她从来没有说过，最起码没有对我说过这些话。但是很明显，她根本不想同我有身体的亲近，我对自己的感觉也不太好。"

治疗师："所以她对你们性关系的不满让你更加痛苦。"

患者："嗨，我觉得自己很没用，很多余。"

患者开始谈论生活中一些让他感觉不好的方面。这些同他不能成为一个好歌手或者音乐人有关，同时还与他在性方面的失败有关。他说自己整个成年生活中都充满了"熄火"的感受，他将这些感受与他的童年经历联系起来。他小时候一直受到父母的批评，自己的理想与梦想从来不会被他人接纳。患者谈论自己生活中出现过的所有人，他们对患者有这样那样的期望，但是最后，患者觉得自己无法面对这些期望，因为他做不到像他们期望的那样生活。

患者的经验组织原则——对别人的期望而言，自己是个无能的失败者。这让他感到很麻痹，同时还因为自己无法满足他人的期望而感到深深的羞愧。患者小时候一味坚持自己的需求与理想，别人不接纳他，他因此也受到过惩罚，别人都希望他能变得完美，像他那完美的哥哥一样。他自己的需求与欲望都被别人忽略了，或者说出来的时候就遇到惩罚，所以他发展出了一种感觉，他觉得自己是没有价值的。

患者："是的，这种观念的形成与我父母有很大关系，我觉得我不够好，所以当我玩音乐的时候，我都觉得我需要做得更好。"

治疗师："需要更加完美。"

患者："但是我真的做不到完美，所以我干脆就'熄火'了，直接停下来。或许这就是我不想出门的原因，我觉得我应该再练练肌肉，给牙齿做一下整形，染个头发，这样或许我才会出门。是不是很可怜？"

治疗师："听上去是一个很痛苦的体验。"

患者："是的，当我出去的时候，我觉得十分尴尬。"

治疗师："你觉得你需要改变你自己。"

患者："是的，我不能达到这些标准。"

治疗师："完美对于每个人来说都是不可能实现的。"

［毫无疑问，这个干预的目的是消除患者的疑虑。但是督导还是认为，如果针对患者的无能感与无价值感进行探讨的话，对他的帮助应该会更大。］

患者："是的，所以我不再做任何努力，我熄火了。"

之后的一次咨询中，患者又一次提到了自己的无能感。

患者："我不会有太多价值感［胜任感］，我是说，我父母从来没有让我有过这种感受，他们只是希望我更加懂事、做得更好，我其实就是一个小孩。"

治疗师："听上去是一个荒谬的期待。"

患者："是的！他们总是认为我应该做到最好，像我哥哥那样，但是这本来就是让我感觉挫败的，因为我知道我不可能像他一样。我只是想做我自己。我在做音乐的时候确实产生过这种感觉，我觉得我在做自己。就是因为我做不到他们所说的那么好，所以我会破坏所有的事情，甚至毁坏我自己。"

治疗师："听上去很隐忍，比如你说伤害自己。"

患者："是的。我是说失败，在我们家，失败是无法被容忍的。对我来说，失败就意味着死亡，我不应该失败。"

治疗师："能不能详细地说说这种感受？"

患者："我做任何事情他们都不准许我失败。但是，谁都知道，人有多少成功，就会有多少失败，这是平衡的。可对我来说，这个规则是不存在的，我只许成功，不许失败。"

治疗师："你会因为失败而遭到惩罚。"

患者："是的，我对待成功与失败仿若对待生死。"

治疗师："所以失败对你来说就等于死亡。"

［患者意识到失败对他来说意味着什么。］

患者："是的，我为自己感到深深的自责，我觉得我没有什么价值。"

患者继续探讨自己在专业上的无能与无价值感，公共场合演出或者在他人眼中，他觉得自己是失败的；公共演出时也觉得自己无法控制与适应那个场合。

患者："是的，我一坐在钢琴前，所有这些想法就进入了我的脑子，'你并不好，你并不擅长钢琴演奏'，我就会拿我自己同其他人进行比较。"

治疗师："所以说你想象别人说你不够好，不够专业。"

患者："是的，是的。很多人对我有很高的期待。我认为他们太高估我了。如果我做得不好，他们会说'我看错了人了'。"

治疗师："你很害怕自己有这种感觉。"

患者："是，当别人对我有超高的期待时我并不关心，也不想听。"

治疗师："听上去你有很多压力，你觉得压力很大。"

患者："是，压力非常非常大。"

治疗师："你想到自己必须要符合这些期望，就会很担心害怕。"

患者："我只是不想让任何人对我有这样那样的高期待。"

同他优秀的双胞胎哥哥相比，自己是失败的；因此，患者在"期望"面前是无力的。这些期望来自各个方面：比如自己的性能力、音乐才能以及其他各个方面。督导讨论了关于期望的问题，尤其是治疗师对患者的期望。督导认为很多时候，患者并不想让治疗师对他有什么期望。或许是因为他害怕自己会失败，害怕失败时治疗师就会像自己生命中的重要他人一样对他进行否定与批评。他处在一个十字路口，一方面害怕自己会受伤，一方面又渴望一段新的关系，他希望在这段新的关系中能够获得不同于以前的体验。督导认为，在这段关系中，治疗师可以让患者感觉自己是有价值的，这种价值感起初借助别人而产生，慢慢地，患者可以发展出基于自身的价值感，不再依赖其他人。理想状况是，患者最终能够看到自身价值，能够为自己辩解，不再那么看中别人对自己的看法。

患者的状态不太稳定，时而敏感自卑，时而又认为自己是音乐天才。起初，患者这些相矛盾的方面让治疗师感到迷惑，她不明白一个人自我评价那么差的人为什么能够如此评价自己的音乐才能。督导提到了患者不稳定的状态，治疗师慢慢认识到：患者的夸张其实是对自己真实感受（自我厌恶）的矫正，这让他在治疗开始时看上去是一个有才能的人。督导开始关注究竟什么样的干预对患者最适合。一个选择就是挑战患者的"信仰"，因为他在专业领域并没有获得成功，这种干预关注患者事业上失败的事实。然而，督导建议：与其对患者防御性的夸张进行反馈，不如对他已经取得的成就或者具有的品质表示欣赏，这样更有助于患者处理自己防御背后的羞耻感。治疗师对患者音乐才能和其他才能的欣赏，有助于患者更加安全地表达自己因为不够独立而产生的羞愧感、无能感。

随着治疗的进展，治疗师给予患者更多认可与接纳，患者也可以探索自己深层次的内心以及更为脆弱的一面。他开始谈论自己同成为一个成功的音乐家有关的负面的感受。

治疗师："对你来说，接受别人的赞美并不是一件容易事。"

患者："是的，因为我对自己的体验并不好。"

治疗师："这听上去并不是真的。"

患者："是的，此前很多年，当我告诉妈妈别人说我有一定音乐天赋的时候，妈妈总是说'人家只是出于礼貌才那么说而已'。我觉得她在开玩笑，但是很多年后，这就内化为我自己的一部分。"

治疗师："你觉得这是真的，是事实。"

患者："是的。"

治疗师："开始你觉得妈妈的话不是真的，你并没有真的相信她，但是现在你觉得是真的了。"

患者："是的，是的，确实如此。至少一部分是这样的，我不能百分之百确定。我真是很没有安全感。"

治疗师："你觉得你不相信那些评价。"

患者："是的，我现在之所以相信了，我觉得与妈妈的表现有关。"

治疗师："当你一直接受妈妈传递的信息的时候，你就慢慢地相信这些评价是真的了，现在我理解了这种感受。"

患者："是的，我从我妈妈那里一直获得这样的信息，已经很久了。"

　　治疗师："所以，你很难认为自己及自己所做的事情是有价值的。"

　　患者："你也这么认为？是的，我确实如此，所以我开始看轻自己。我觉得我很丑，我的表演也不好，也不再开演奏会，因为我真的觉得我在音乐上没有什么天赋。"

　　治疗师："你相信它是真的，你觉得自己真的不够好。"

　　患者："是的。"

　　患者对母亲进行了控诉，治疗师表示支持与接纳，通过这种方式，患者告诉治疗师，其母亲的行为是多么的伤人；他开始认识到母亲是如何影响了他的自我评价。随着治疗的进行，患者在治疗中越来越深入地探索自己的情感与感受，患者开始同自己较低的自我批评以及在音乐或者性上"熄火"的感受进行连接。

　　慢慢地，关于患者经验组织原则的新构想开始出现在督导过程中。这关乎他们如何理解患者"熄火"的感受以及患者在性或者音乐上的无能感。他们认为，患者已经学会以一种与他人对自己期望相反的方式来定义自己，当放弃或者忽略他人寄予自己的期望时，他对自己的感受是不错的。听上去，好像当他向别人的期望妥协的时候，他好像经历了一种自我丧失。我们可以通过患者以下的交流看到这一点：

　　患者："我妈妈说我与我父亲简直是最糟糕的一对父子——他太顽固，而我不仅固执，还目中无人。这个观点我并不赞同，也不接受。"

　　治疗师："听上去你的反击是对自己的某种证明，这也是你所需要的。"

［治疗师对患者的反抗进行了重释，他并没有将其看作一种抗争，而是视为一种正常的自我防卫。］

　　患者："是的，我只是想回击她。一直以来，她让我们好好表现。我们一切都要依赖他们，一直到结婚才允许离开家。"

［患者开始描述一个严格的，控制的家庭氛围，他觉得这个氛围几乎不允许家庭以外因素的影响。］

　　治疗师："所以你并没有得到机会做自己想做的事情，没有自己发展的机会。"

　　患者："根本没有。我需要做的永远是表现得完美。"

　　治疗师："但是他们的期望是不可能实现的。"

　　患者："是的，是的。"

　　在之后的咨询中，患者开始将自己的对抗倾向与性方面的挫败相连。这说明，对患者来说，他能够找到自己经验组织原则的渗透性，较低的自我评价使其与他人作对。患者提到自己在性方面的困难是无法与女性达到性高潮。

　　患者："我觉得女人总是从我身上带走一些东西。我再也不打算让她们从我身上拿走什么了。"

　　治疗师："她们拿走了一些东西。我想知道这些东西对你来说是什么。"

　　患者："我不知道，我觉得我被利用了，或者只是被剥夺了一些东西。"

　　治疗师："她们通过某些方式利用你。"

　　患者："我不觉得我从她们身上得到什么。我觉得她们从我身上索取，所以我想通过某种方式防卫自己（看上去很别扭）。"

治疗师："这种方式就是没有性高潮。"

患者："是的，通过没有性高潮，来达到这个目的。"

治疗师："如果这样的话，有什么好处？"

患者："我觉得我在奉献自己。她们一味索取，我不想再奉献了。我觉得我这一辈子，女人都从我身上索取。她们偷走我的一切，我并不打算让她们从我身上再有什么所得。通过没有性高潮，我可以拒绝她们的索取，这对我来说很有意义。"

在这次咨询中，当患者羞于阐述自己的问题的时候，治疗师使用了"性高潮"一词，治疗师这么做有两个效果：第一，她让患者知道，现在她可以公开地坦然地讨论性的问题，如果患者想讨论性的问题，她随时愿意倾听。对于治疗师的反应，患者说当自己有性高潮的时候，他觉得失去了重要的东西。第二，她加深了咨访关系。治疗师并没有用很委婉或者通俗的说法，而是直接用了"性高潮"这个颇具专业性的说法，这个词其实是带有一些感情强度的。她认真地倾听来访者，知道他想要说什么，不想说什么；同时还替他说出这个羞于说出口的词语——"性高潮"。当治疗师让患者意识到可以这么公开自然地讨论性问题的时候，患者感到了释然与解脱。

让我们回到患者与他人作对且僵持的局面上，我们似乎可以清醒地看到来访者是想通过这种方式适应家庭给他的不可能完成的期望：让自己成为一个反叛的家庭成员，与别人格格不入。"反叛"是患者与其家人的主体性交互形成的经验组织原则，这是他形成自我评价与自我认知的一种方式。这个经验组织原则让我们理解到人们是如何在早期成长背景中理解主观世界及我们自己的。患者通过反对他人给予自己的期望来形成自我评价。这表现在他的专业领域上，同时也主要表现在人际关系上。在他40

岁的时候，他的反叛并未有助于他与他人交往；也没有帮助他取得事业上的成功。反而，他陷入了一种尴尬的局面，一方面他想同帮助他的人结盟，比如治疗师；同时还害怕自己被伤害。对患者来说，拒绝成为一个成功的音乐家或生活独立的人的期望可以让他知道自己是谁；但是通过这种方式获得的存在感或者满足感是虚无的。

当治疗师在治疗中阐释给来访者的时候，他觉得治疗师很了解他的感受与体验，并开始谈论自己的感受。他说这种感受从他年轻的时候就有了。

患者："我知道我自己是什么样子，也知道我想要什么。"

治疗师："你知道你自己想要什么，与知道别人对你的期望，从某种程度上说，这两个并不是一回事。"

患者："而且，我再也不会按照别人的期望做事了。"

治疗师："所以做一些与他们的期望完全不同的事情让你感觉到自立。"

患者："是的，我也是这么认为的。我不想让人们告诉我应该做什么。爸爸经常告诉我应该怎么做。我只做我自己想要做的事。我总是让自己很不同，很多变。冬天我不穿外套，总之就是各种各样的怪异行为。我就是不想让别人告诉我，我应该怎么做。"

治疗师："听上去，通过反对别人对你的期望。你可以获得某种自我认同。"

患者："是的，他们说我总是违背他人的期望与意愿，我反对他们想让我做的一切，因为这一切让我烦恼与愤怒。"

总之，让自己变得反叛，对于患者来说是一个强有力的经验组织原则，对此他也很认同；而且，治疗师将其阐述出来以后患者立刻就给予了认同，并进行了详细的说明。这让他从一个新的角度了解了自己的感受与体验。

本章小结

对 Brad 的治疗就是在咨访间不断进行协同理解的过程，咨访双方都会受到对方的影响，也会被对方改变。当试图理解患者感受的时候，治疗师就会努力在自己身上寻找类似的体验或者记忆以指导自己的反馈。在督导过程中，该治疗师能够勇敢地面对很多被患者或督导扰动而产生的各种各样的感受或阻碍。刚接受督导的时候，她认为自己是一个新手；随着督导的深入，她越来越自信，觉得自己是一个更有能力与患者分享体验的治疗师。她也因此在治疗时变得更平和、更自然；在治疗师的帮助下，患者也变得越来越轻松。在督导过程中，督导总是能够支持治疗师，帮助她调节治疗过程中必然产生的破坏性情绪；经过督导，治疗师的工作与能力都得到提高和认可。

督导组由两个督导、一个初级治疗师组成，三者主体性交互颇为复杂；此外，我们还要考虑患者这个因素。这样一来，主体性的互动或许就不再仅仅是三个人那么简单。在本章，我们通过描述案例来说明主体间理论的应用。当然，会有很多读者在阅读过程中注意到我们没有提到有关案例的其他方面信息。事实上，我们每一个人都试图通过一个连续的构想、重构、构建、解构以及共同构建的过程了解世界与自己。如果本书所提出的观点与思考能够被更多的心理咨询师或治疗师接受，成为心理治疗的理论背景，咨访间的对话也就真正地展开了。这是我们的愿望。